NOUVELLES
RÉFLEXIONS
SUR LES
EAUX DE CAUTERETS
ET
QUELQUES AUTRES SOURCES
DES PYRÉNÉES.

NOUVELLES
RÉFLEXIONS

SUR LES

EAUX DE CAUTERETS

ET

QUELQUES AUTRES SOURCES

DES PYRÉNÉES;

Par CYPRIEN CAMUS, Médecin à Cauterets,

CORRESPONDANT DES SOCIÉTÉS DE MÉDECINE DE MONTPELLIER, BORDEAUX ET MADRID.

> Tous les éloges que l'on fait des remèdes sont vains et dangereux, à moins qu'on ne spécifie bien nettement les cas de leur application.
>
> GRIMAUD.

❀

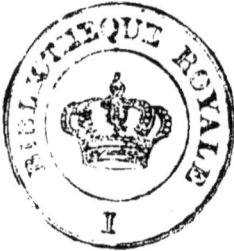

QUATRIÈME ÉDITION.

❀

AUCH,
IMPRIMERIE DE J. FOIX, RUE NEUVE.
1844.

NOUVELLES
RÉFLEXIONS

SUR LES

EAUX DE CAUTERETS

ET QUELQUES AUTRES SOURCES

DES PYRÉNÉES.

———

Chapitre Premier.

OBSTACLES QUI TOUJOURS SE SONT OPPOSÉS A LA CONFECTION
D'UN BON TRAITÉ SUR LES EAUX MINÉRALES.

C'est avec satisfaction que je reviens de nouveau sur un
travail devenu l'objet de discussions flatteuses, alors même
qu'elles ont été sévères, mais dont les principes ont été
connus vrais et l'utilité mise hors de doute. En publiant
mes *différents Opuscules*, j'ai eu pour objet de contribuer
à faire cesser le honteux empirisme qui, depuis des siècles, dirigeait l'emploi de nos eaux, et de mieux fixer les
médecins éloignés sur le bien qu'on peut attendre de leurs
vertus. Alors a fini l'antique méthode des tâtonnemens. Depuis lors aussi, on a vu à Cauterets un concours de malades
auparavant inconnu, des succès plus nombreux et mieux
appréciés, qui promettent à la contrée de grands avantages, et donnent aux infirmes les plus douces espérances.

Des motifs puissants nous obligent donc à donner à ce
travail le perfectionnement dont il est susceptible. N'ou-
blions pas que nos eaux sont le dernier refuge de ces infortunés, pour qui l'hygiène et la pharmacie sont restées impuissantes; un espoir fondé les y amène : soutenons-le,
leur position est si digne de pitié! Pour eux, en effet, sans
les eaux, l'avenir, c'est la douleur sous ses formes hideuses.

Cependant, un pareil travail embarrasse, quand on

considère les nombreux traités imprimés sur toutes les eaux connues. Fut-il jamais en apparence un sujet plus approfondi! Aurait-on tout dit, et n'aurions-nous plus à nous occuper que de la forme du livre! Volontiers nous renoncerions à nos desseins, si parmi ces productions il y en avait une de classique, une seule où les maladies et la vertu des eaux fussent exposées avec exactitude (1), sans prévention, sans intérêt exclusif. En connaît-on où les principes ne soient pas sacrifiés aux systèmes, et les faits torturés selon les vues arbitraires de leurs auteurs? L'œuvre de *Bordeu* elle-même, sa thèse sur les sources de l'*Aquitaine* doit-elle être considérée autrement que comme un canevas auquel se rattachent ses vues théoriques? Dans ce travail fameux, l'ingénieux *béarnais* n'avait-il en vue que nos eaux, leur réputation et leurs vertus?

Nul moyen thérapeutique ne saurait inspirer plus de confiance, toutefois, si l'on réfléchit que les eaux minérales sont de tous les remèdes le plus anciennement connu; qu'elles sont de tous, celles qui ont le moins subi les vicissitudes de la mode. Mais, chercherons-nous à prouver le vieil usage qu'on en a fait, le temps où on les a connues, la manière dont leur découverte s'est faite? Vraies ou fausses, ces particularités sont sues, elles sont un prestige, on en chérit l'illusion. On boit avec plus de confiance une eau que burent aussi les hommes illustres de l'antiquité; on se complaît dans les lieux où vécurent ces Grecs ingénieux, ces fiers Romains dont on doit admirer l'infatigable persévérance à rechercher les sources minérales jusque dans les réduits les plus cachés de nos montagnes. Cet avantage, nous le possédons aussi. Il existe à Cauterets des traces réelles de leur séjour, comme si la nature avait voulu qu'on y trouvât réuni tout ce qui peut agir en bien sur l'imagination des malades.

(1) Nous pourrions ici multiplier les citations qui prouveraient que les meilleurs auteurs, même *Bordeu*, ont écrit de confiance mille contes ridicules, et sérieusement recommandé des sources qui n'ont jamais été utilisées, qui n'ont même jamais pu l'être.

Pourrait-on d'ailleurs se récrier contre une semblable omission, quand il y a si peu d'utilité à raconter des choses dont personne ne doute? Ce n'est pas que les vérités traditionnelles, particulières aux eaux thermales, ne soient précieuses et faites pour exciter, surtout parmi le peuple, une grande confiance. Mais les gens instruits y auraient-ils de nouveau recours, si les faits n'avaient été récemment et mille fois prouvés, et si les propriétés réelles n'avaient pris la place des vertus imaginaires, long-temps classées hors du domaine de la nature, et fastueusement citées pour des merveilles?

Aujourd'hui que la superstition n'attache aucune idée de puissance surnaturelle aux propriétés curatives des eaux, qu'un peuple ignorant et crédule a cessé d'y voir l'influence des divinités qu'on disait y présider, peut-on ajouter foi à d'autres de leurs vertus, apprécier leur manière d'agir, et sans compromettre la vérité, les défendre contre les sarcasmes des nouveaux mécréans?

Enfin, on guérit aux eaux. Le pyrrhonisme ne va pas jusqu'à le démentir, et notre tâche ne consiste plus qu'à déterminer la manière dont les guérisons s'y opèrent, et la part de chaque objet dans le succès. Ce travail, nous le ferons avec toute la précision possible; mais avant, il nous paraît curieux de raconter quelles causes, quels obstacles se sont opposés jusqu'ici à la confection d'un bon traité sur les eaux minérales; pourquoi mille préjugés ont pris la place de la vérité, égaré l'opinion, fait crier au charlatanisme, et jeté du ridicule sur le moyen thérapeutique le meilleur, le plus répandu, le plus en rapport avec les propriétés de l'organisme, la nature des maladies et les nuances des tempéraments.

Quels furent les premiers qui apprécièrent les rapports de parité et de dissemblance de nos eaux? Qui signala des circonstances particulières à quelques-unes? Qui publia leurs effets avantageux ou nuisibles? Les malades eux-mêmes furent sans doute les premiers observateurs. Combien dut être exagérée la reconnaissance de ceux qui guérirent! combien plus exagérées durent être les plaintes de ceux dont les eaux trompèrent l'espérance! Les choses n'ont pas changé depuis : nous voyons chaque jour maintes personnes porter jusqu'aux nues les eaux de certains lieux, et dénigrer amèrement, ravaler sans mesure d'autres sources précieuses.

Les médecins à la surveillance desquels ces trésors furent confiés, à ces époques reculées, cherchèrent-ils à détruire ces erreurs? Fixèrent-ils l'opinion par de sages écrits, par la publication de faits décisifs et variés? Par quoi prouvèrent-ils leur zèle, et que font encore la plupart d'entr'eux dans l'intérêt de la science et de l'humanité?

Quel vague, quelle incohérence ne dut-il pas résulter de connaissances, si mal acquises dans tout ce qui avait rapport aux eaux minérales! Combien d'erreurs funestes, admises comme principes, durent provenir de tant d'insouciance et de si peu d'instruction! Qu'on se rappelle la facilité qu'a le peuple à se repaître de chimères, à ne saisir des phénomènes que la superficie, à ne donner de l'importance qu'aux dénominations, et l'on sera peu surpris de la grande réputation des sources de la *Raillère* et de *Bonnes* dans les affections de poitrine; de *Mauhourat* pour les maux d'estomac; de *Barèges* pour les plaies d'armes à feu; de *St-Sauveur* pour les affections nerveuses, etc.

Cependant, les victimes que faisait chaque année cet absurde empirisme réveillèrent l'attention des gens de l'art et des intéressés eux-mêmes. On vit alors quelques hommes faire effort pour trouver des vues plus rationnelles, et presque certains d'avoir approché la vérité, en acquérant quelques notions sur les ingrédiens fixes et gazeux des eaux médecinales. Guidés par les résultats de leurs analyses, ils leur préférèrent des propriétés que leur clinique démentait, et turent, pour ne point nuire à leurs systèmes, leurs incontestables vertus. Un plus grand nombre, entraînés par ces données populaires, et fortement imbus des théories qui servaient à expliquer les actes de l'économie vivante, la naissance des maladies et les altérations humorales, donnèrent à leurs idées la plus grande extension, et s'aidèrent de leurs hypothèses pour concevoir l'action des eaux, négligeant ainsi l'observation et l'expérience, moyen assuré de dévoiler toute certitude.

Un autre obstacle encore a rendu leurs propriétés douteuses, et mis les auteurs dans l'impossibilité d'écrire un bon ouvrage. Il serait, on en conviendra, fort injuste d'exiger de nos sources, comme de tout autre agent thérapeutique, la guérison de maux graves où l'organisme est presque décomposé et ses facultés sans réaction. « Mais connaître l'essence des maladies, assigner leurs complications et leur siége, ainsi que les nuances diverses des tempéraments, est une opération urgente, sans laquelle il n'y a que vague, arbitraire et confusion dans l'appréciation d'un état morbide quelconque. Egalement il y a la même nécessité à bien choisir la source; à connaître sa force en chaleur, en principes; à savoir sous quelle forme il est préférable de s'en servir; à bien déterminer la quantité qu'on peut en boire, son action interne et extérieure, locale et sympathique. » Verrions-nous, si les traités sur les eaux étaient aussi sévèrement composés, les auteurs recommander sans discernement les fontaines qui ont le moins d'analogie, par le degré de leur chaleur, la nature de leurs ingrédiens, contre les maladies chroniques des divers systèmes, contre la goutte, les rhumatismes, les difformités de la colonne dorsale, les calculs et autres maladies des voies urinaires? N'a-t-on pas été jusqu'à les croire spécifiques du scorbut, du cancer, etc., etc.? On dirait, en un mot, en lisant ces exagérés, qu'il suffit d'envoyer les malades à *Cauterets*, à *Barèges*, à *Bourbonne*, etc., pour les soulager constamment ou les guérir. Si l'on attribue ces éloges déplacés à l'influence qu'un vil intérêt n'exerce que trop souvent, comment les qualifier? Mais croyons qu'ils ne sont, pour plusieurs, que le produit d'une imagination trompée, et contentons-nous, en les faisant remarquer, de prévenir leurs funestes résultats.

Chapitre II.

LES EAUX MINÉRALES AGISSENT SEULES ET INDÉPENDAMMENT DE TOUTE AUTRE INFLUENCE.

Ce qui surprend le plus, en méditant ce qui a rapport aux eaux minérales, c'est, d'un côté, l'acharnement qu'ont mis dans tous les temps de grands médecins et des philosophes célèbres à ridiculiser cet excellent remède, à ravaler ses vertus; et de l'autre, la vogue dont elles ont toujours joui, et cet empressement, comme par dépit, que l'on mettait à les fréquenter, malgré les boutades déraisonnables de ces instituteurs du genre humain. Au lieu de les calomnier avec une affectation si inconcevable, n'eût-il pas mieux valu que ces hommes distingués (1) eussent employé leur talent à mieux étudier le corps vivant, l'identité et la différence de nos thermales, l'influence de nos climats sur cette multitude de malades, venus de pays si lointains et si opposés, et ne plus laisser de doute sur la nécessité d'un régime et des moyens d'hygiène le plus en rapport avec leur sensibilite et l'action de nos fontaines?.... Certes, la reconnaissance de tant d'infortunés à qui cette étude eût été profitable, et la satisfaction qui serait résulté pour eux d'un tel bienfait, eussent été préférables à la réputation d'hommes spirituels que leur ont valu des plaisanteries plus ou moins malignes et des jeux de mots inconnus ou oubliés. Long-temps encore la futilité de ces productions sera pour les vrais amis des sciences le motif de regrets bien sincères.

Cette lutte de plusieurs siècles, dans laquelle le public

---

(1) A tout prendre, ne pourrait-on pas considérer ces critiques, ainsi que le disait *Bordeu*, comme des médecins avortés, qui, ne pouvant saisir le fond et la moelle de notre profession, extravaguent sur nos principes dont ils n'ont pas eu la patience de suivre l'application.

est resté victorieux, au détriment du demi-savoir et d'une
vaine animosité, prouve avantageusement pour nos eaux;
et si l'on réfléchit sur cette particularité très importante,
on aura peine à concevoir comment tant d'incrédules nouveaux tiennent à honneur d'imiter les anciens, sans avoir,
pour s'inscrire en faux, de meilleures raisons que leurs pa-
trons. L'eau pour eux est sans vertu; ses ingrédiens les
plus actifs, ceux même qui dans leur état de liberté agi-
raient comme poison, n'ont pas d'effet sur l'économie. Qui
ne se rangerait de leur sentiment? Ils connaissent si bien le
jeu de l'organisme et les propriétés de la matière! Qui ose-
rait soupçonner leur bonne foi? Leur esprit est si dégagé de
prévention! Pourquoi, comme eux, ne pas attribuer aux
voyages, à la pureté de l'air de nos vallées, à la vie dissi-
pée qu'on y mène, aux plaisirs variés qu'on y goûte, à
toutes les distractions qu'on s'y procure, les cures miracu-
leuses qu'ils rapportent et celles qui, chaque jour, s'obtiennent sous nos yeux? Le voyage a t-il été profitable à cette
femme, dont l'état déplorable réclame de prompts secours?
Le beau pays de Gascogne qu'elle a parcouru, la vue de
Tarbes, de sa plaine et des Pyrénées, et celle plus variée
et plus pompeuse de la vallée d'Argelès, et celle encore plus
extraordinaire de nos montagnes, en changeant le train de
ses idées, lui ont causé les plus ravissantes émotions; elle
en parle avec enthousiasme. Quel bien toutefois ont produit chez elle cette foule d'impressions! Ses pensées ont-
elles été distraites un seul instant du sentiment de ses maux?
Détournées de leur objet accoutumé, ont-elles jamais cessé
de prendre part au désordre de ses organes? Une attention
soutenue, donnée à tant et de si magnifiques perspectives,
n'a-t-elle pas, au contraire, excité sa poitrine? Les douleurs
et l'oppression sont extrêmes; elle étouffe, et une hémoptysie va peut-être éclater. — M. C., parti de chez lui avec
tous les signes d'une phthisie laryngée, a-t-il été plus heu-
heux? En vain la riante vallée du Gave, les sites pittoresques de *Betharam*, des prières adressées avec une foi vive à
la Vierge de ce lieu, lui ont causé la plus douce admiration,
les jouissances n'ont pu faire que la contention d'esprit

n'ait exaspéré sa poitrine; elle est oppressée et brûlante; et, pour la première fois, M. C. crache abondamment du sang.

De tels faits parlent assez haut. Mais citons d'autres exemples, et prouvons, une fois pour toutes, l'influence qu'exercent sur le plus grand nombre des malades les divertissements qu'on goûte aux eaux et les courses fatigantes auxquelles les entraînent les oisifs qui vivent parmi eux. Sans doute les plaisirs bruyants secondent dans quelques circonstances leurs propriétés; mais ne sont-ils pas toujours préjudiciables à ceux pour qui le calme est nécessaire, et qui sont assez peu sages pour ne point les fuir? N'est-ce pas là la raison pour laquelle les malades de la haute société guérissent si difficilement aux eaux; tandis que les gens du peuple, toujours dociles à suivre nos avis, sont constamment guéris ou soulagés? Aussi ces derniers fournissent-ils à nos observations, et c'est d'eux surtout que nous apprenons le bien qu'on peut attendre de leurs vertus.

M. de T., après 36 jours d'usage de nos eaux, avait vu disparaître le plus intense des catarrhes. Resté 15 jours de plus, à notre sollicitation, la danse, l'exercice du cheval, quelques excès, ne troublèrent en rien l'effet des eaux; il se crut assez fort pour aller à pied visiter le lac et nos cascades. A son retour, douleur aux épaules, serrement de poitrine, bouche sèche, hémoptysie. Alors commença pour lui une autre affection que rien ne put détruire : il mourut dans l'hiver.

Depuis deux ans, les soins les mieux entendus, prodigués par d'habiles médecins, n'avaient pu guérir Mme B. d'une leuchorrée avec douleur aiguë, entretenue par une lésion grave de l'utérus. Guérie par nos eaux, qu'elle prit sous toutes les formes, et d'autant plus satisfaite qu'elle n'était venue que par complaisance, Mme B. voulut réparer le temps perdu, jouir des promenades, courir à cheval et walser; nos lacs, nos cascades reçurent sa visite; elle était de toutes les parties, animait toutes les fêtes. Ce n'était pas assez pour sa curiosité et son amour-propre, il fallut ter-

miner cette fatigante quinzaine par un voyage à Gavarnie.
En chemin, fièvre, douleurs au bas-ventre ; les règles survinrent dix jours avant l'époque; son incommodité reparut;
elle souffrit tout l'hiver, et vint de nouveau guérir, l'année
suivante... Qu'il nous serait facile de multiplier des faits pareils! Que de maux exaspérés, rendus incurables par le régime et les folies qu'on se permet aux eaux! Et ce serait elles
qu'on accuserait alors d'impuissance ou de nullité? et des
médecins imprimeraient le sceau de leur autorité à une
aussi extravagante conduite!

Dans un temps où les chimistes ne voient pas de différence entre les eaux naturelles et celles qu'ils composent ;
que les avantages de ces filles légitimes de la nature sur ces
nymphes bâtardes sont tous étrangers à leur vertu , et qu'il
faut en faire soi-disant honneur à la circonstance d'aller
les chercher hors de son pays, loin des travaux et des chagrins, causes des maux qu'elles sont appelées à guérir,
nous ne saurions trop insister sur ces considérations, et reconnaître leur véritable importance.

Comme à nous, ces assertions paraîtront sans doute singulières, et pourtant nous y souscririons, si la raison et l'expérience les confirmaient. Mais quelqu'un a-t-il vu jamais
des affections de poitrine invétérées, de profonds ulcères ,
des rhumatismes, des dartres étendues, les scrofules, même
des névralgies enracinées, etc., maladies que nous traitons
journellement ici; quelqu'un, dis-je, a-t-il vu jamais ces affections céder à l'air le meilleur, à la nourriture la plus
saine, à l'exercice le mieux entendu, aux plaisirs de la société les plus variés, aux jouissances de l'âme les plus douces ? Que ces déclamateurs qui, malgré leur enthousiasme
pour les eaux factices, sont forcés de convenir que rien
ne peut remplacer les minérales naturelles, *uniquement en
raison de ces accessoires*, essaient de guérir tous ces maux,
en arrachant les malades à leurs habitudes , en les prome-
nant de climat en climat, en les faisant séjourner dans les
contrées les plus riantes; que, sans nous rendre témoins
de leurs succès, ils les rendent seulement vraisemblables , et pour toujours nous nous déclarons vaincus

et pénétrés pour eux de la plus vive gratitude! (1).

Certes, nous ne voulons pas déprécier l'utilité de ces moyens; ils récréent en santé; comment, sagement réglés, nuiraient-ils aux malades? Nous contestons seulement la grande influence qu'on leur accorde en thérapeutique, la véritable action de chacun d'eux n'étant pas encore appréciée, malgré l'extrême complaisance avec laquelle on répète que cet utile supplément est *le principal avantage* que possèdent nos fontaines... Ont-ils vu les malades aux eaux, ces détracteurs de nos *thermales*? Les ont-ils connus dans leur intimité? Savent-ils bien si, pendant leur séjour, ils n'ont pas éprouvé plus d'ennui que de plaisir, plus de contrariétés que de jouissances? Est-elle heureuse, cette femme tourmentée par la crainte de ne pas guérir, préoccupée de ses enfants, de son ménage; qui trouve les montagnes horribles et la manière d'y vivre ridicule; qui parle constamment de son retour, fait ses remèdes avec ponctualité, se trouve mieux, guérit, et part enchantée de l'idée surtout qu'elle ne reviendra plus?... Les charmes d'un beau site, les réunions aimables, les agréments qu'on y trouve, distraient-ils le négociant avide, le propriétaire contrarié? Ils ont tout quitté pour rétablir leur santé; hors l'heure des bains, la lecture, le travail, des promenades solitaires font leur unique passe-temps; ils évitent l'occasion de voir et d'être vus; ils ne rêvent que départ. Après 40, 50 jours d'une patience soutenue et de remèdes bien faits, ils guérissent enfin, et s'empressent d'abandonner un séjour où ils n'étaient retenus que par la maladie.

Qu'il y a peu d'exceptions à ces tableaux! Combien donc sont coupables les auteurs qui découragent les malades en dépréciant nos sources! Seules, elles peuvent guérir leurs maux prêts à devenir incurables; et, dans leur tendre solli-

---

(1) *L'action directe de nos eaux n'est-elle pas d'ailleurs mille fois prouvée* par les guérisons qu'elles opèrent, chaque année, sur les nombreux chevaux *poussifs* du haras de Tarbes, et beaucoup d'autres qu'on y mène. Il est ordinaire de voir l'eau de la Raillère qu'ils boivent à leur soif, soir et matin, les guérir dans l'espace de 20 à 30 jours.

cïtude, ils leur ravissent jusqu'à l'espérance!.. Eh! d'ailleurs, se distrait-on, s'amuse-t-on aux eaux? La chose est en question.... Est-ce s'amuser, que de se rendre esclave de la plus sévère étiquette? Là, comme dans toutes les réunions d'oisifs, la sotte vanité étale ses ridicules prétentions ; l'égoïsme, que dévoile la souffrance, s'y montre dans toute sa laideur ; tandis que les uns cherchent à s'étourdir dans le tumulte de ces faux plaisirs, suivis de regrets et de lassitude, d'autres, que des motifs sévères de caractère ou des circonstances éloignent de ces fatigantes assemblées, se jettent dans l'excès contraire, s'attristent ou aigrissent leurs maux par un entier isolement Si, néanmoins, on guérit alors, est-ce aux distractions ou à l'efficacité des eaux qu'on le doit ?

Chapitre III.

CAUTERETS ET SES ALENTOURS.

Si ces vérités, puisées dans 30 années d'expérience aux eaux, dans les rapports les plus intimes avec les malades et dans l'observation la plus attentive, ne changeaient en rien la façon de voir de nos antagonistes; si, entichés d'une idée préconçue, ils luttaient impérieusement contre les données que la raison suggère, et qu'il fallût se ranger de leur sentiment, quel endroit, autre que Cauterets, possède les mêmes avantages? Où la nature réunit-elle plus d'agrémens? Où plaça-t-elle plus de contrastes? Quelle délicieuse végétation que celle de nos montagnes! Qui ne les préférerait aux épouvantables dégradations de Barèges; aux gorges étroites et sauvages de *Chaudes* et de *Bonnes*, même aux jolis points de vue de St-Sauveur, aux plaines gracieuses des deux Bagnères! On voit ici, presque partout, non pas les pentes adoucies du pays de Campan, mais leur coloris et leur fraîcheur, en opposition avec ce que les Pyrénées présentent de plus ardu et de plus gigantesque.

C'est à Pierrefitte qu'on prend le chemin qui conduit à ce pittoresque séjour. Taillé dans les flancs escarpés d'une roche menaçante, et suspendu sur d'horribles précipices, au fond desquels roule avec fracas un torrent furieux, l'abord de ce chemin, admirable ouvrage des *Labauve* et des *d'Etigny*, glace d'effroi le voyageur encore préoccupé de ce qu'ont de ravissant le pompeux bassin d'Argelès et la position de la gothique abbaye de St-Savin (1). Vous qui êtes dirigés sur Cauterets, parcourez cette gorge la nuit, dans le moment où la lune en éclaire les cimes; soyez assez heureux pour y entendre les chants gracieux et sauvages des

---

(1) Cette abbaye est parfois le but de promenades de nos baigneurs : il n'existe pas de perspective plus belle, plus variée. Voyez la poétique description qu'en a fait M. Thiers dans ses *Lettres sur les Pyrénées*, etc.

montagnards rassemblant leurs troupeaux, se mêlant aux
aboiements des chiens, aux bruits des sonnettes, des eaux
et des vents... Quelle discordante harmonie ! avec quelle
profonde attention on écoute ! Qu'à votre retour, un beau
soleil vous y ménage d'autres perspectives ! Tracez la sombre terreur que causent à l'ame tant d'obstacles vaincus ;
ces sites extraordinaires, ces excavations tortueuses où se
brisent en mugissant les eaux limpides du Gave .. Dans ces
lieux magiques, près de si grands désordres, l'homme les
admire en silence, et, dans son recueillement, il rend hom-
mage à l'être immense qui les a faites !

Jusqu'au Limaçon, la rudesse des montagnes seconde
l'activité de ces mornes et consolantes pensées. Mais ici la
scène change; l'imagination reprend sa fraîcheur et sa délicatesse; on éprouve, en avançant davantage, un sentiment
de tranquillité et de repos qui doit flatter les malades d'un
grand espoir de guérison. Traversez vite l'espace qu'il y a
de ce lieu au village; de nuit, la variété de ces aspects ne saurait être aperçue; arrivez et goûtez un paisible sommeil ;
préparez ainsi vos sens à recevoir de nouvelles et de plus
vives impressions....

Ce n'est pas sans surprise qu'on se trouve, à son réveil,
au milieu d'un très joli village. En quittant Pierrefitte, on
est loin de deviner Cauterets. Tout ici récrée, et l'élégance
des maisons et la propreté des rues. Le dessein de plaire
aux baigneurs perce en toutes choses. On voit que c'est pour
eux qu'on y a ménagé tout ce qui est agréable et commode.
Dans un siècle, quel changement ! A cette époque, quelques cabanes, placées près de *César* et de *Pause*, suffisaient
aux infirmes qu'y attirait l'antique célébrité de nos eaux;
il fallait, pour s'y rendre, des besoins extrêmes. Les chemins,
en effet, étaient dangereux, les bains sales et prêts à s'é-
crouler de vétusté (1); leurs ruines menaçaient les malades,

(1) *César* et les *Espagnols* sont deux établissements bas et voûtés, et de
construction fort ancienne. *Canarie*, aujourd'hui *Bruzaud*, appartenait depuis plusieurs siècles à l'*Abbaye de St-Savin*; mais, fait et détruit plusieurs
fois, toute trace d'antiquité a disparu; le fameux tuyau de plomb qu'on

sans les mettre à l'abri des injures de l'air. Honneur à la découverte de *la Raillère!* honneur encore aux *Lâbauve*, aux *d'Etigny* ! Les guérisons qu'opéra cette eau fameuse y fixèrent de nouveaux habitans, et ces deux administrateurs qui ont si bien servi l'humanité, en perçant la route qu'on admire dans cette gorge effrayante, contribuèrent, au-dessus

γ trouva à 26 pieds de profondeur prouve cependant beaucoup. Que d'années et de secousses n'a-t-il pas fallu pour former d'aussi grands atterrissements ! Certes, nous l'avons déjà dit, nous attachons peu d'importance à savoir si nos eaux ont été connues des Romains; mais justice doit être faite à qui elle est due, et nous sommes forcés de relever une erreur de M. Alibert, consignée dans l'article *Barèges*, du Dictionnaire de Médecine. *Sertorius* ni *César* n'ont pas vu Barèges; il n'y a jamais eu du moins aucun monument qui portât l'empreinte de la grandeur que le peuple romain imprimait à ses moindres ouvrages. C'est à Bagnères, et non à Barèges, que se rendait la jeunesse brillante et voluptueuse de Rome, et Barèges n'a acquis quelque vogue que depuis le séjour que Mme de Maintenon y fit avec le Duc du Maine... Barèges n'était même pas connu de la *moderne antiquité*; c'est à Cauterets que se rendait *Marguerite*, l'aimable sœur de François Ier. Elle donna son nom à une des sources de *Canarie*, nommée par elle *Fontaine d'Amour*, et lui rendit le lustre dont elle avait joui dans des temps plus reculés. Henri IV dut aussi fréquenter nos eaux dans sa jeunesse. Il est ainsi une foule d'erreurs que les auteurs les plus recommandables perpétuent par suite de faux renseignemens qu'on leur fournit... Que doit-on penser de *Bordeu*, écrivain bien plus spirituel qu'exact, donnant la préférence à nos eaux de *Bayard* et des *OEufs*, tandis que, dans aucun temps, ces sources n'ont été utilisées, et qu'habituellement même le Gave couvre celle des OEufs? *Bordeu* était-il venu à Cauterets? Cependant, sur ce qu'il en raconte, un médecin d'Amsterdam fit faire, il y a trois ans, le voyage des Pyrénées à deux Hollandais, pour boire et se baigner à ces fontaines, etc.

On sait de même que M. Orfila fut, il y a quelques années, le sujet d'une semblable mystification. Grand fut son désappointement, en effet, quand il vit qu'il y avait impossibilité à se baigner à Mauhourat, établissement que lui avait spécialement désigné le plus célèbre des médecins de Paris, parmi ceux qu'il avait consultés, non pour y boire mais pour y prendre des bains. — Mais qui aurait-il d'étrange à ce que des méprises pareilles arrivassent souvent ? Lorsqu'on voit, chaque saison, nombre de médecins se borner à visiter, en courant, nos divers établissemens, en déguster à peine les sources, γ jeter parfois quelques grains *d'Iode*, etc., et prétendre ensuite les bien connaître, les avoir *parfaitement analysées*, et vanter bien haut leur expérience.

de toute expression, à l'agrandissement du lieu et à la réputation de nos fontaines.

La situation de Cauterets est périlleuse. Le Gave menace
les maisons fondées sur l'une de ses rives, et les montagnes
élevées qui les dominent les écraseraient de leurs neiges,
l'hiver, sans les beaux hêtres qui la couvrent et les décorent.

Les torrents de *Gerret* et de *Lutour* forment le *Gave* dont
le cours est si rapide. Que ne l'a-t-on vu ces derniers jours !
Furieux, il roulait des masses granitiques énormes, et sem-
blait vouloir tout entraîner. Plus bas, d'autres Gaves ajou-
taient à sa violence, et rendait son impétuosité plus formida-
ble. Quelles tristes pensées inspirait alors son bruyant fracas!

Cauterets n'a pas de promenades régulières ; ces rendez-
vous symétriques seraient déplacés dans des lieux où la nature a répandu avec profusion de magnifiques désordres.
La main des hommes ne produirait que de médiocres effets,
à côté de scènes aussi ravissantes. Que comparer à nos bosquets, à ces ondulations d'un terrain verdoyant, qui parent,
comme d'un doux velouté, la pente des monts ! Que désirer, lorsqu'on a vu le sentier de Pin, la demeure de ce chas-
seur fameux, les prairies qui l'environnent, les nombreux
ruisseaux dont le cours errant et peu rapide les féconde et
les rafraîchit! Toutes les causes d'impressions douces sont
réunies dans cette solitude romantique; tout y émeut l'âme,
tout y porte au plaisir et au pressentiment de la félicité.
C'est ce site champêtre, c'est l'attrait de ce séjour, c'est l'ur-
banité des paysans qui l'habitent, qui attirent plusieurs fois
en ces lieux, chaque saison, la société réunie au village ;
c'est là que, guéris, les étrangers vont jouir de leur santé,
don précieux de nos fontaines, et des plaisirs, long-temps
attendus, que procure toujours une société choisie.

Les prairies qui dominent le grand chemin de Pierrefitte
ménagent aux visiteurs d'agréables perspectives (1). Une

(1) La promenade du Parc qu'il serait si facile d'embellir, de mieux
soigner surtout, et que M. Brohoban à qui elle appartient ainsi que l'hôtel
dont elle est une dépendance, met obligeamment à la disposition des habitans de Cauterets et des baigneurs étrangers.

d'elles est devenue la promenade la plus fréquentée; une allée tortueuse la traverse dans sa longueur : l'abord en est facile; l'inégalité du terrain en multiplie les détours et les aspects; des noisetiers, des tilleuls, le sorbier des oiseaux, le sureau rouge, placés avec une irrégularité qui plaît, s'y mêlent aux plus beaux arbres, et rendent ce lieu presque impénétrable au soleil. L'eau qui descend des montagnes, en quittant l'enclos de Pin, vient encore, dans des rigoles pratiquées avec art, animer ces pentes gazonnées, baigner ces prés qui fuient sous l'œil en dessinant d'inégales surfaces; l'air qu'on y respire en est doux et frais : là, on se sent renaître. Débarrassés du tumulte des villes, des soucis des affaires, des fatigues de l'intrigue, de la servitude des égards, les citadins goûtent des plaisirs purs et vrais; ils jouissent un instant de ce repos qu'ils cherchent avec ardeur, et qu'ils trouvent, hélas! si rarement.

Un tertre, autour duquel le sentier se continue, et que recouvrent quelques chênes rabougris, le serpolet et l'origan, domine cet abri champêtre et le termine. Il faut, pour jouir du paysage le plus varié, gravir ce mouticule.

Au midi de ce plateau est Cauterets; du même côté, la montagne de *Hourmigas*, dont la face arrondie et parée de sapins commence, en s'étendant à droite, la vallée de *Gerret*; à gauche, celle de *Lutour*. En descendant, et sur les côtés, les monts de *Péguère* et des *Bains* présentent leur vigoureuse végétation; leurs roches entassées, et presque à pic, avancent jusqu'aux rives du Gave, et semblent l'encaisser. Vers l'ouest, se montre la gorge de *Cambascou*, où règne le calme le plus profond; âpres et décharnés, les sommets de *Lys* offrent des aspects repoussants; de vertes prairies décorent cet asile des bergers; des granges, quelques chaumières, composent la triste solitude de ce désert; un ruisseau la partage : on le voit, se précipitant, blanchi d'écume, charriant dans son cours les débris d'une immense ardoisière, confondre enfin ses eaux avec celles du Gave.

Au nord, se présente un autre aspect; les monts offrent de mâles contours dont aucun accident n'a jamais interterrompu la régularité; de petits hameaux les couronnent; les pentes les plus rapides y sont accessibles et toujours bizarres ; des maisons uniformément bâties y sont suspendues ; chacune a sa fontaine et son jardin. On y voit dès bosquets, des ruisseaux qui descendent partout, pour donner le mouvement aux moulins, presque aussi multipliés ici que les habitations ; un bois composé de hauts chênes, dont la sombre vétusté contraste avec les productions de chaque année, domine *Catarrabes* à une élévation considérable. A la même élévation paraissent les *Gers* du même nom, où paissent pendant l'été des troupeaux nombreux ; leurs pâturages vont jusqu'aux cimes. On les traverse pour se rendre en *Azun* par la montagne.

Vis-à-vis est le joli plateau de *Canceru; gras et fertile, l'œil le contemple avec plaisir. On admire, au-dessus, ses prairies en amphithéâtre , ses fermes dont l'air champêtre et sans prétention ressemble à la bergère que je vois sous un hêtre, et dont la naïve simplicité fait le seul ornement. Ce revers est accessible ; on le traverse pour se rendre à Barèges; les eaux qui l'arrosent tombent en cascade sur plusieurs points. L'antique forêt de l'*Artigau* et les sapinières qui occupent des hauteurs que l'homme ne saurait atteindre, n'ont pu arrêter les débordements qui ont ravagé ces pentes, moins richement boisées qu'autrefois.

D'autres monticules, situés sur la rive gauche du Gave, ménagent encore à l'observateur de jolis points de vue. D'ici, Cauterets et son bassin paraissent mieux et d'une manière différente : on voit *Lutour* et sa cascade qui, bouillonnante, agitée, se précipite en vapeur et produit un bel effet; des neiges éclatantes, jetées sur des pics élevés, occupent le fond de ce tableau, où tout semble sauvage; les eaux du Gave paraissent blanchissantes; leur fracas n'est point entendu, on les croirait paisibles. Aisément, pour les imaginations de l'âge d'or, elles simulent un fleuve de lait, et les plus douces sensations remplacent l'effroi qu'avaient causé leurs affreux mugissements. Cet asile offre encore des pelouses toujours molles; l'air y est pur, vif et chargé des émanations de mille fleurs charmantes ; ici, comme sur le tertre opposé, rien n'échappe aux regards. Outre les tableaux que présentent partout ces monts inaccessibles, leurs neiges, leurs cascades, les aspects les plus variés sont aperçus; les prés fleuris, les bosquets d'arbres verts, les troupeaux et leurs pasteurs qu'on voit perchés sur ces escarpements, récréent, et plaisent à l'imagination; on les quitte avec regret; on les visite avec un nouveau plaisir.

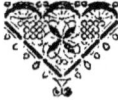

Chapitre IV.

CASCADES, LAC DE GAUBE.

Ces différents endroits sont un but de promenade pour nos malades, lors de leur arrivée à Cauterets ; mais lorsqu'ils sont guéris, et qu'ils conservent à peine le souvenir de leurs douleurs, ces lieux leur semblent peu de chose ; il faut à leurs membres naguère énervés, comme à leur curiosité, des courses lointaines : ils s'élèvent alors jusqu'aux cimes des monts, et pénètrent avec ravissement jusqu'aux extrémités de nos vallées les plus étendues.

On visite de préférence les cascades du *Ceriset* et du *Pont d'Espagne*, le *Marcadau*, le *lac de Gaube*, et les glaciers de Vignemale. On peut de là parcourir le chemin boréal de la vallée d'*Ossoue*, le lac d'*Estun*, et rejoindre Cauterets en traversant la vallée de *Lutour* : on revient fatigué, mais satisfait.

Tous les établissements du sud sont aperçus, chemin faisant. La *Raillère* nous présente un établissement utile au milieu d'une autre Thébaïde. Plus loin, *St-Sauveur* et les *Bains du Pré* occupent des positions fort pittoresques. Bientôt on entend, on voit *Mauhourat* ; mais d'où proviennent les changements que sa grotte a subis ? Que sont devenus ce chemin rapide tracé sur un éboulement, et ce petit repos où étaient produites les sensations les plus effrayantes ? Qu'a-t-on fait de ce pont qui causait à la fois tant de plaisir et de crainte ? Que cette situation était terrible ! D'une part, le torrent était en pleine cascade ; on était suspendu sur le point même de sa chute, et l'onde n'était aperçue qu'à travers le feuillage sombre d'un hêtre dont le tronc était vigoureux et court. Ce tronc existe encore, mais mutilé ; des vandales lui ont ôté sa parure ; on chercherait en vain, sur ce Gave en fureur, ses grosses branches feuillées faisant berceau, et s'étendant jusqu'à l'autre rive.

Ces destructeurs ont aussi brisé cette roche où pendaient, depuis des siècles, de belles stalactites ; une excavation ténébreuse se montrait à vos regards ; quelques pas faits en profondeur vous introduisaient dans un antre que tout rendait horrible : son fond était noir ; on sentait, en avançant, une chaleur plus grande. Cette roche était brûlante et en même temps baveuse ; le désir de connaître sa chaleur faisait vaincre la répugnance que l'on sentait à la toucher.

Au lieu de cette réunion de choses introuvables, à la place de ces merveilleux contrastes, qu'y voit-on aujourd'hui ? La cascade et son fracas, un chemin plus accessible, une source très chaude coulant sous une grotte faite de cailloux entassés et sans ciment : ouvrage ridicule ! Au-dessus se voient les Bains du Bois, élégant édifice dont nous parlerons ailleurs.

Là commence le val de *Gerret*, paré d'objets lugubres et imposants, qu'une route nouvelle et commode permet de parcourir à cheval jusqu'au port d'Espagne et *Panticosa*. En aucun lieu, les montagnes ne sont entassées d'une manière aussi remarquable, aussi variée ; nul autre ne présente une végétation aussi pompeuse, de pareils accidents. Partout se montrent des rochers menaçants, des ravins nombreux qui les minent et les soulèvent ; partout, dans le lointain, sont simulés des édifices en ruine, des colonnes roulées par les eaux et autres aspects presque magiques ; on voit de tous côtés des troncs brisés par la tempête ou renversés dans le torrent, et le torrent lui-même, toujours bouillonnant et agité, formant sur son trajet et à des distances éloignées, plusieurs ressauts, et les ravissantes cascades du *Cériset* et du *Pont d'Espagne ;* le *Cériset*, réunion achevée du magnifique et du terrible ! le *Pont d'Espagne* aux culées granitiques, grandes et naturelles, sur lesquelles reposent huit à dix poutres arrondies et des parapets grotesques mais solides, ombragés de pins énormes, entourés de sites sévères ; le *Pont d'Espagne* aux diverses chutes d'eau provenant des nappes écumantes du *Gave* de *Gaube* et du torrent furieux du *Marcadau* qui, se précipitant deux fois dans un lit étroit, tortueux et sombre, s'agite dans la profondeur, et glace le spectateur d'une épouvante sublime.

On prend la gauche pour atteindre le lac de *Gaube* et le *mont Vignemale*. Le chemin de droite conduit au *Marcadau* et au port d'Espagne, à travers des plateaux étendus et des forêts magnifiques. Il faut d'ici quatres heures jusqu'au port, une jusqu'au lac (1), et trois pour atteindre le cirque du Vignemale, moins régulier que celui de Gavarnie, mais plus rude, plus âpre, occupé par des glaciers d'une épaisseur de 40 mètres, qui augmente chaque année, et que sillonnent des crevasses en forme de fissure d'une profondeur de dix à douze mètres. On n'y voit ni gradins ni cascades.

La hauteur du Vignemale est de 1722 toises, 40 de moins que le Mont-Perdu. C'est moins une montagne, dit Ramond, qu'un amas de montagnes empilées les unes sur les autres, et son immense circuit embrasse les têtes de quatre grandes vallées, creusées dans sa masse et séparées par ses prolongements; on se perd dans la nomenclature des sommets dont ce groupe se compose. La pointe méridionale est *Cerbellona* qui appartient à l'Espagne : elle s'y prolonge entre le val de *Thène* et celui de *Broto*; au nord, c'est *Pouey-Mourou*, ou le Pic-Noir, qui forme la pierre angulaire entre la vallée d'*Ossoue* et deux branches de celle de Cauterets. A l'est, on trouve le *plan d'Aube* ou plateau du levant ; puis *Mont-Ferrand* qui le surmonte à l'ouest, et au centre, trois ou quatre sommités accolées, qui dominent toutes les autres ; la plus élevée est celle qu'on appelle *soum d'èra costa*, et le nom même de Vignemale erre indécis sur toute cette pile de rochers dont chacun est séparément nommé ; plusieurs glaciers, qui sont au nombre des plus beaux des Pyrénées, chamarrent les flancs déchirés de ces montagnes.

Le troisième pic est le seul accessible. On met deux heures pour atteindre le col qui se trouve à sa base. Mais si le

(1) L'étendue de sa circonférence est de 6 kilomètres, et celle de sa plus grande profondeur de 50 mètres.

désir d'observer vous anime, marchez encore une heure
sur les neiges qui descendent dans l'enceinte du cirque.
Alors vous dominerez toutes les hauteurs voisines, et ces
larges ravins et ces immenses anfractuosités qui séparent
les *sommités jumelles,* et cette vaste mer de glace qui dé-
borde de toute part ; phénomène que ne présente point le
Mont-Perdu, nonobstant sa supériorité relative. C'est de
ces congélations que naissent les Gaves des différentes vallées. La Baumelle, qui est arrivé au niveau du grand lac
de glace, croit que son étendue est de demi-lieue entre le
Mont-Ferrand et le *soum d'èra costa,* et de davantage entre
Vignemale et Cerbellona ; il estime la profondeur visible de
ce glacier à quarante pieds environ.

Chapitre V.

DU MONNÉ.

Les baigneurs font à ces lieux des visites solennelles; on fait en sorte d'être nombreux ; on mène des porteurs dont la force, l'agilité, la gaîté et le bon appétit ne sont pas les circonstances qui surprennent le moins : il faut porter abondamment des vivres. Les heureuses dispositions qu'on a toujours dans ces courses sont augmentées par l'air vif qu'on respire, par la singularité des sites, et d'autres particularités qui font de ces parties presque toujours d'agréables distractions. L'homme fort n'eût jamais à se reprocher cette curiosité; son corps en revient plus vigoureux, son esprit plus satisfait; elles sont parfois aussi, pour les malades, le motif d'un exercice salutaire. L'énormité des masses, l'irrégularité des vallées, et les autres objets qu'on y trouve, forment un ensemble qui n'a rien d'égal dans les Pyrénées; ces lieux offrent surtout un grand intérêt aux hommes accoutumés à méditer sur les grandes révolutions de la nature.

Aussi les plus intrépides visiteront *Monné*, montagne placée à l'ouest de Cauterets. Tout ce qu'une plaine immense et des pics multipliés peuvent présenter de remarquable, ils l'apercevront de cet observatoire magnifique. C'est lui, en effet, que doivent gravir ceux qui, dans un moment, veulent saisir l'ordonnance générale de la chaîne pyrénéenne et la position respective des masses dont elle est formée ; tout s'y présente sous des aspects ravissants ; leur rapprochement ajoute à tout ce qu'ils ont de majestueux ; placé comme le pic du midi de Bigorre, au nord, et presque en dehors de la chaîne, on dirait, vu de la plaine, qu'il domine les monts qui l'entourent; très escarpé du côté d'*Azun*, il est facilement accessible en partant de Cauterets. On prend le chemin de *Cambascou*; rendu à *Arresto*, on longe un instant le Gave de ce nom; il faut une demi-heure pour arriver au pont sur lequel on le traverse ; après avoir grimpé un des sentiers rapides pratiqués sur cet énorme renflement, on atteint *Cinquet*, petit plateau où se trouvent quelques cabanes de bergers et des sources d'eau vive.

La gorge, plus évasée à mesure qu'on s'élève, devient un instant moins inclinée; divers plateaux, nommés *Cuyeous*, coupent en plusieurs sens cette espèce de val qui, dans cet endroit, communique aux *Gers de Serres ;* d'ici paraît *Peyrenère*, sommité isolée qui sert de passage aux habitants nomades de ces grands précipices. Le dernier de ces plateaux, appelé *Cinquet Chibirou*, est parfois occupé par des neiges; les moindres sons y sont réfléchis, Ici finit toute végétation : des joubarbes, des saxifrages, quelques géraniums parent seuls les pentes de ce roc rapide ; on n'entend plus ni torrent ni cascade ; rien n'y renouvelle le sentiment de la vie. La plus affreuse stérilité déclare à chaque pas son antique décrépitude... On monte par des sentiers étroits, tracés obliquement, repliés l'un sur l'autre et comme en zig-zags, sur le flanc de la montagne ; arrivé presque à la cime, les difficultés augmentent ; souvent des neiges durcies vous arrêtent; les escarpements sont rapides ; mais le danger est nul si l'on a des crampons et des bâtons ferrés ; on aboutit alors à une espèce de col, et bientôt, par des gradins que présente une roche presque droite, on atteint le sommet; il faut ici bien assurer ses pieds, s'aider souvent des mains, et choisir des roches bien assises.

Parvenu à la crête qui n'a que trois à quatre pieds de large dans toute son étendue, on jouit d'un spectacle difficile à décrire; au midi, se déploient l'enceinte du lac de Gaube et les glaciers resplendissants du *Vignemale ;* au milieu d'eux les trois sommités jumelles, dont la teinte sombre contraste agréablement avec la blancheur de ces neiges durcies; *Culaus* s'y trouve encore avec ses horribles anfractuosités ; au sud-ouest des glaciers, on aperçoit *Camalés* et *Hique Uncle*, limite imposante de la France et de l'Espagne ; à l'occident, le *Pic du Midi* de Pau, dont la cime est bifurquée et les formes irrégulières; vers le sud-est *Mar-*

boré, la *Fausse-Brêche*, et celle de *Roland* dominée par les tours majestueuses de ce mont célèbre; plus loin et du même côté apparaissent le *Mont-Perdu*, et ses éternels frimats, sans cesse couronnés de nuages; on voit encore *Neouvielle*, *Bergons* et cent autres sommités dont les beaux aspects vous ravissent; au levant et détaché se montre le *Pic du midi de Bigorre*, facilement accessible; au nord, se déploient les vastes plaines du *Béarn*, de *Bigorre* et des départemens circonvoisins; de ce côté enfin, l'œil s'égare jusqu'aux lieux éloignés où l'azur du firmament et la teinte sombre des terres unissent et confondent leurs bornes. Après avoir joui de ce majestueux tableau, considéré les configurations bizarrēs, les anfractuosités horribles, les fissures profondes, les couleurs rembrunies et sauvages de ces monts nombreux, on reporte ses regards avec plaisir sur les objets qu'on touche presque de ce grand observatoire; des précipices vous entourent, le versant de *Bun* n'offre de toutes parts que de larges ravins, des amas effroyables de décombres; celui du midi présente les escarpemens de *Lys* au fond desquels se voient les plateaux de même nom; on voit aussi *Cambascou*; parfois, d'ici, on entend les bêlemens des troupeaux qui le couvrent; on est alors agréablement distrait sur ces hauteurs où tout est silencieux et effrayant; le lac d'*Illheu* se montre à la gauche des sommités de Lys; les eaux en sont bleuâtres et paisibles; Cauterets paraît à une grande profondeur. Tout près, vers le nord, ces monts s'abaissent et forment divers amphithéâtres de collines, s'étendant jusqu'aux vallons de *Salles* et d'*Argelès* dont on admire la pompeuse culture; on quitte enfin cette sommité schisteuse, plus difficile à descendre qu'à gravir.

Chapitre VI.

CONSIDÉRATION SUR LES VALLÉES.

Ces descriptions sont sans doute imparfaites. Il n'est pas facile de faire partager la surprise et l'intérêt que causent à l'âme ces nombreux accidents; les sens en sont ravis; l'imagination en est frappée, et l'on devine, sans effort, les salutaires impressions que doit produire leur fréquentation répétée sur ceux qui viennent user de nos thermales. Il ne peut être qu'elles ne contribuent pour beaucoup aux bons effets que plusieurs attendent de leurs vertus.... Mais n'y a-t-il que leur forme d'admirable, et est-ce un moindre sujet de curiosité que la connaissance de leur bizarre et imposante structure? N'est-il pas naturel de chercher à en assigner les causes et les moyens? On me permettra donc quelques réflexions sur ce sujet important, et des détails sur le climat, la nature du sol et ses productions dont l'utilité est partout et depuis long-temps reconnue, mais dont il faudrait ici apprécier l'influence avec une scrupuleuse exactitude.

Les bassins des Pyrénées, disent certains géologues, ont été, à des époques inconnues, d'abord comblés, puis des lacs que des secousses ont détruits; nos vallées sont considérées par eux comme de grandes fentes, produites par la rupture ou l'écartement de nos montagnes. Cauterets aurait donc été primitivement un lac, ou bien son fond serait le résultat d'un affaissement ou d'une élévation des faces opposées. Le même changement aurait produit les gorges supérieures.

Pour ces hommes de génie, les vallées ne seraient pas de formation première; elles ne seraient pas aussi anciennes que les monts qui les dominent, aussi nécessaires qu'eux à la salubrité, à la culture... Quelque grande qu'on suppose notre crédulité, peut-on se persuader que des secousses violentes, des mouvements intestins, des agents destructeurs aient amené les singularités frappantes que le globe nous

offre? Le feu ne paraît pas avoir produit celles qui nous
occupent; le sol ni les parois de nos montagnes ne présentent, d'aucun côté, les indices de son action; rien ne dé-
montre qu'ils aient été exposés au contact d'une masse in-
candescente. Ici point de laves, point de basaltes, nul vestige de volcans éteints; nos montagnes sont par couches ou
par gros blocs; tout y paraît regulier; une main sage les a
formées... Sont-ils aussi symétriquement arrangés les amas
créés tout-à-coup par les tremblemens de terre, par les
feux souterrains? et si les eaux ont creusé ces vastes excavations, comment les masses entraînées ont-elles moins
résisté que celles qui sont existantes? Leur nature était-elle
plus friable? les sommités des monts que nous voyons sont
pourtant bien moins durcies que le sol de ceux qui ont disparu.... Quelle était donc grande sa force d'inertie! et que
pouvaient contre elle les oscillations d'une mer agitée? que
peut encore aujourd'hui l'Océan furieux contre les rochers
où ses vagues se brisent? Non, ce n'est point à des agents
destructeurs que sont dues nos fertiles vallées; elles ont
été créées en même temps que les montagnes; elles sont
l'œuvre du sublime architecte; elles sont ainsi, parce que
sa volonté les fit telles, parce qu'elles ne sauraient être
mieux pour notre utilité particulière, et la solidité du
globe. Admettrons-nous aussi que les bassins élevés ont été
eux-mêmes des lacs? Et que sont donc devenus les matériaux immenses qui comblaient ces vallons nombreux, au
moment où la mer en agita les fondemens? Que sont devenus surtout les débris des digues naturelles des ces amas
d'eau si multipliés? Ils n'ont pu se pulvériser; les éboule-
mens comme les alluvions qui se renouvellent depuis des
siècles, sont suivis de phénomènes semblables : toujours
ils contiennent de grandes masses; témoins le chaos de
Gavarnie, la route entière de *Cauterets* au lac de *Gaube*, où
l'on voit mille fois plus de ruines et de décombres que dans
la gorge de *Pierrefitte* à *Cauterets*, qui dut cependant s'ouvrir
en entier pour laisser échapper les eaux que contenait ce
prétendu lac. Pareil événement, et sans doute à la même
époque, dut arriver en *Azun* à *Barèges* et dans les divers

lieux des Pyrénées. Que l'on compare ces bouleversemens
à ceux que nous voyons de temps à autre, et qu'on se de-
mande s'ils ont pu survenir? Quoi! une avalanche entraî-
nera des atterrissemens énormes! des vallées se forme-
ront, des montagnes s'écrouleront à des profondeurs considérables, et nul vestige ne se montrera! Parcourez la plaine
d'*Argelès*; cherchez-y les roches que durent y porter les
lacs d'*Azun* et de *Barèges*, le jour où leurs eaux rompirent
leurs digues; vous y trouverez du sable, quelques schistes,
des cailloux roulés, peu de roches calcaires, mais nul bloc
de grandeur demesurée, que de pareils désastres produisent toujours.

Vallée. — Quoi qu'il en soit de ces réflexions, la vallée
de Cauterets est dans une direction opposée à la chaîne
principale; sa longueur est d'une lieue; son fond étroit et
irrégulier; sa profondeur considérable; son élévation de
509 toises; barrée au midi par la montagne de Hourmigas,
elle reçoit sur plusieurs points cinq ou six vallons latéraux
beaucoup plus élevés qu'elle. Les monts qui la bordent ne
présentent ni étranglemens, ni renflemens alternatifs;
leurs flancs, quoique escarpés, tiennent à une souche so-
lide. Son sol, composé de gros cailloux roulés et autres
débris de roches primitives, est recouvert d'une terre sa-
blonneuse et légère.

Minéraux. — Le Limaçon (1) présente des quartiers de
roches calcaires, échappés des hauteurs opposées. Leurs
renflemens se touchent presque dans cet endroit; et si, dans
aucun temps, l'enceinte du vallon a été occupée par un lac,
sa digue naturelle commençait au Limaçon.

La base des monts voisins est encore calcaire; il faut
ensuite s'élever jusqu'au *Vignemale*, pour trouver cette roche en masses énormes.

Le *schiste* abonde à Cauterets en plus grande quantité
que le marbre; les monts, parallèles de Pierrefitte au Limaçon, sont presque tous schisteux, formés par feuillets

(1) Le Limaçon dont on a beaucoup adouci la pente et où l'on a fait,
ainsi qu'à la sortie de *Pierrefitte*, des travaux admirables.

très épais et de couleur brunâtre. Péguère, au bas duquel
surgit la source la *Raillère* et dont le flanc magnifiquement
boisé abrite Cauterets à l'ouest, a sa base en partie schisteuse, l'ardoise en est bleuâtre, sonore, très compacte; il
n'en est pas de meilleure.

Le *granit* principalement compose nos montagnes : elles
offrent partout cette roche primitive, où nulle stratification
n'est apercevable; quelques-unes ont à leur surface des ban-
des bien déterminées, sans que rien fasse présumer que ces
couches se continuent à l'intérieur. Celles d'où sourdent
les eaux minérales sont sans doute interposées par des
bancs argileux et calcaires. Ces divisions, quoi qu'on en
dise, ne sont point régulières; elles varient même à l'infini
dans chaque montagne, dans chaque groupe, aussi bien
que leur inclinaison; peu d'entre elles sont de granit pur;
leur nature est fort hétérogène. Le mica, le quartz, le
spath, souvent même une substance métallique, en sont
les élémens les plus considérables; aussi les masses échappées qui couvrent nos prairies, et celles plus grandes encore
que le *Gave* a roulées, varient-elles beaucoup pour leur
dureté, leurs couleurs et la finesse de leur grain.

Nos monts contiennent encore quelques autres productions pierreuses, comme cristaux de roche, et des frag-
mens, où se trouvent des paillettes de cuivre et d'argent;
on voit aussi du fer et de la plombagine dans quelques-
unes. Mais ces métaux sont d'une exploitation trop difficile,
pour qu'on cherche à les utiliser jamais.

Telles sont les substances contenues dans nos montagnes,
si différentes d'ailleurs par leur élévation, leur forme, leur
inclinaison, et la situation respective de leurs couches.

Plantes — Les cimes possèdent le *pin de Riga*, à tige rouge
et résineuse; le *Marcadau* et *Péguère* possèdent le *laricio de
Corse*, remarquable par sa hauteur. Le sapin abonde dans
les vals de *Gerret* et *Lutour*. A de moindres distances, on
voit le hêtre et le chêne. Le bas fond n'offre que des frênes,
des noyers, des cérisiers, différents peupliers; on y voit
aussi des platanes, des tilleuls, des acacias, des saules pleu-
reurs, des noisetiers, etc.

Dans les prairies et les jardins se trouvent les légumes et les simples qu'on voit partout.

Quelques monticules fournissent le caille-lait, plusieurs campanules, la douce-amère, l'œillet, la bugle, la bétoine, l'origan, le serpolet, l'arrête-bœuf, des mousserons et. des morilles, etc.   •

Le hameau de *Catarrabes* et de *Canceru* présentent de plus la grande consoude, la fumeterre, l'osier blanc, la garance, le buis, le houx, et deux variétés de navets d'un goût exquis.

Les haies offrent partout l'aubépine, l'églantier, le liseron des champs, le chèvre-feuille, le sureau, la saponaire, le fraisier, le lierre terrestre, etc.

Dans les champs cultivés, on voit l'orge, le seigle, le petit millet, le blé sarrasin et les lentilles ; peu de froment et de lin, quoiqu'ils y réussissent parfaitement.

Enfin les vals, et plus particulièrement celui de *Gerret*, offrent au botaniste plusieurs espèces qu'on chercherait en vain dans les bas-fonds. Le sonchus, à fleurs corymbifères, d'un bleu tendre, se présente à l'entrée. Le lac de *St-Martin*, à la gauche du Cériset, offre en quantité des sorbiers des oiseaux, le sureau rouge, des valérianes, des gentianes, plusieurs véroniques, des pentes entières couvertes de fraisiers, de framboisiers, de raisins d'ours, différentes centaurées, la cynoglosse, l'ellébore, le garou et du beau rododendron.

Au-delà du Pont d'Espagne, se voient la digitale pourprée, l'aconit-napel, la grande saxifrage. Le chemin est couvert d'orchis, et de grandes gentianes ; *Lisey* présente de plus des asphodèles ; les forêts qui entourent ce plateau, de même que *Lutour* et *Cambascou* contiennent abondamment des mousserons et des morilles plus noires, plus grosses que celles qu'on cueille dans nos prairies, mais moins estimées que ces dernières, et de la réglisse en quantité. Il serait trop long de citer toutes les espèces que recèlent nos vallées, surtout la classe des lichens ; nous nommerons cependant le *lichen parellus*, très utile pour la teinture.

Animaux. — Les animaux sont ici moins variés et quelques-uns moins nombreux que dans d'autres contrées ; mais aucun ne semble y dégénérer. La vipère est le seul reptile vénimeux qu'on y rencontre, encore est-elle fort rare ; les couleuvres y sont plus communes.

Les *insectes* (papillons) y sont en grand nombre ; ceux des vallons les plus élevés ont leurs couleurs plus vives et plus variées (1).

Parmi les *oiseaux*, on distingue le coq de bruyère, le geai, le pinson, la pie, les perdrix grise, blanche et rouge ; la grive et la caille, la palombe. Dans l'hiver, on voit les canards sauvages et les flamants couvrir le Gave. Les milans y vivent toujours, de même que les corneilles dont nous avons deux variétés, et les aigles.

Les cimes et les glaciers sont fréquentés par l'isard ; malgré son agilité, nos montagnards lui font la chasse avec succès ; rarement en promettent-ils en vain. On y voit aussi le loup, le bouc sauvage et l'ours gris. Le blaireau, le canard, l'écureuil, le lièvre, etc., habitent les plateaux inférieurs, boisés et caillouteux.

La *truite* est le seul poisson que nos Gaves fournissent ; elle diffère dans chacun pour le goût et la couleur ; celles de *Lutour* et de *Cambascou* sont plus noires. Les truites saumonnées du lac de *Gaube* sont les plus estimées.

Les animaux *domestiques* sont la poule, le canard, la vache et la chèvre ; le cheval, la brebis et le chien de berger, remarquable par sa taille, son courage et la longueur de son poil.

L'homme, à Cauterets, est d'une haute stature, bien fait, agile et intrépide ; grand marcheur, très gai ; aussi aime-t-il à plaisanter, même au milieu de ses travaux les plus pénibles. Il a de l'esprit, mais peu le cultivent ; autrefois la danse et les jeux fatigants étaient ses amusemens de prédilection. Il excellait surtout à lancer la hache, la pierre, et l'on voyait souvent des Basques fameux et des Béarnais,

(1) Les plus remarquables sont le *Machaon*, le *Paon du Jour*, le *Vulcain*, les *Nacrés*, l'*Apollon* et l'*Urocère* dont la singulière structure étonne le naturaliste.

adonnés à ce genre d'exercice, se rendre à Cauterets pour lutter de force et d'adresse, et se retirer presque toujours vaincus et humiliés.

Les femmes, quelquefois jolies, y sont toujours gracieuses; plusieurs ont leur contenance et leurs airs hommasses, ce qui provient des travaux fatigants auxquels elles se livrent dès leur bas âge.

Les mariages y sont heureux; le grand concours d'étrangers qui s'y rendent, chaque année, n'a pas visiblement altéré leurs mœurs.

La classe des cultivateurs et des bergers y vit long-temps; parmi eux, j'ai connu plusieurs octogénaires. Celle des manouvriers, les porteurs surtout, vieillissent vite; à soixante ans, sans exception, ils sont caducs; livrés à des travaux pénibles, ils hâtent encore la fin de leur vie par leur intempérance.

En général, la nourriture est bonne : depuis quelque temps, ils mangent moins de maïs et boivent plus de vin qu'autrefois, et cette modification dans le régime rend moins communes les affections du système lymphatique.... Dans l'été, les tables y sont bien servies; le pain, le veau, le mouton, la pâtisserie et le laitage y sont exquis.

L'eau est la boisson ordinaire dans toutes les circonstances où ils se trouvent, mais l'eau glaciale, battue des torrents, et presque jamais l'eau de source, quoique nous en ayons d'excellentes : l'étranger préfère ces dernières; il craint avec raison l'eau vive du Gave, dont l'impression stimulante produit souvent des coliques aux personnes habituées à une boisson moins pure et moins froide.

La température varie singulièrement à Cauterets dans toutes les saisons de l'année. Le froid y est vif jusqu'à la fin d'avril. Les mois de mai et de juin sont ordinairement très beaux; juillet est souvent brumeux; août est sec et chaud; septembre et octobre sont beaux; les matinées et les soirées en sont fraîches; il neige ordinairement vers la fin de septembre et parfois dans les premiers jours d'octobre; le temps est beau ensuite jusqu'en décembre. Celui-ci amène les frimats, et Cauterets n'est plus qu'un désert.

Les vents du nord-ouest règnent fréquemment à Cauterets; celui du sud souffle quelquefois aussi. On doit au premier les maladies à types différents, à éléments simples, inflammations, lésion des premières voies; les éléments nerveux les compliquent parfois. On voit ces complications funestes dans l'été, lorsque le vent du midi souffle.

Les vents, d'ailleurs, n'y sont dangereux qu'en changeant brusquement la température; ils ne charrient jamais de miasmes nuisibles; et ces transitions, heureusement ménagées, en éloignent toute disposition maladive.

Maladies. — La gravelle et la phthisie sont deux affections assez communes; les femmes surtout éprouvent cette dernière; très irritables, épuisées par un long allaitement, elles font excès de vin blanc; par suite, les poumons s'enflamment; chez plusieurs, des tubercules les y prédisposent, et puis viennent l'étisie et la mort.

Goître. — Il y avait jadis à Cauterets quelques familles goîtreuses; il n'en existe plus aujourd'hui. Toutefois, le crétinisme n'y fut jamais endémique comme dans la vallée d'Argelès et autres parties des Pyrénées. Les personnes atteintes de cette tumeur, souvent hideuse, étaient toutes pauvres; elles habitaient des lieux bas; l'air qu'elles respiraient était tour-à-tour froid ou chaud, mais toujours humide; leur nourriture était grossière. Le goître accompagnait alors comme aujourd'hui les constitutions cacochymes, dans lesquelles la *diathèse scrofuleuse* se montre sensiblement. N'est-il pas, quoiqu'on en dise, une modification de cette maladie? Toutes les circonstances morbifiques qui affaiblissent la puissance vitale et altèrent l'organisme, ne produisent-elles pas le développement de la glande thyroïde et celui du système lymphatique? Ces tumeurs sont, chaque jour, plus rares chez les gens aisés qui, mieux vêtus et mieux logés, usent modérément de vin, et de mets fortifiants; elles s'effacent chez les enfans, à qui l'on donne, les premières années de leur vie, différents remèdes, surtout ceux qui, en détournant la marche des modifications vitales, appliquées à former le goître, appellent la sensibilité sur l'action délétère de ces substances, et suspendent

3.

sa formation. Ainsi ont guéri plusieurs ; d'autres ont été
arrêtés dans leur accroissement, chez les personnes héré-
ditairement infectées ; car le goître est un héritage funeste
qui se perpétue même dans les familles qui évitent avec le
plus grand soin les causes qui l'ont originairement produit.
Les exemples en sont incontestablement vrais et malheureusement trop nombreux.

C'est là sans doute sa véritable étiologie. Qu'on ne dise
donc plus que le goître n'atteint que ceux qui s'abreuvent
d'eau de neige, que ceux plus nombreux encore qui sont
soumis à l'influence continue d'une chaleur humide. On
songera moins encore à l'attribuer, avec *Wichman*, à l'habitude où sont les montagnards de porter de lourds fardeaux
sur la tête, de grimper et de descendre ainsi les pentes
élevées qu'ils habitent. Nulle part, en effet, on ne boit plus
d'eau de neige qu'à Cauterets ; dans aucun lieu non plus, on
ne fatigue davantage à porter des poids énormes, puisque
la récolte de toute espèce est ainsi charroyée à de grandes
distances. J'ai même remarqué que pas un de nos porteurs
n'est goîtreux, et l'on sait s'ils sont accoutumés à ce métier
pénible.

Conçoit-on pourquoi M. Smith a classé le goître parmi
les hydropisies ? Cette idée qu'on a qualifiée d'ingénieuse
me paraît absurde. Les analogies desquelles on a encore
appuyé cette opinion sont déplacées ; on ne saurait non plus
y voir un emphysème ; chez les enfans, ainsi que chez les
gens âgés, à son début comme dans son plus grand développement, cette tumeur est dure, grumeleuse, squirreuse.
Enfin, concevrait-on mieux le goître en admettant que
l'irritation, ce nouvel agent de toutes nos infirmités, dispose
la glande thyroïde à sa formation et en fait la seule essence ?

Ces réflexions feront, j'espère, douter de la grande influence des causes qui ont été jugées favorables à sa production ;
le succès du traitement et du régime convaincra du moins
les praticiens, et le goître ne sera pour eux comme pour
nous qu'un des produits non prévus de la diathèse lymphatique.

Toutefois, sa cause formelle embarrasse, et le naturaliste

reste en droit de demander ce qui dispose la glande thyroïde à ces engorgemens, quelquefois monstrueux, plutôt que toute autre partie du système auquel elle appartient. Certains goîtreux, en effet, n'ont pas d'autre signe d'affection écrouelleuse; à cette tumeur près, ils sont l'image d'une parfaite santé; chez eux, la diathèse a perdu de son énergie; leur corps s'est fortifié de génération en génération par le régime; la thyroïde seule se ressent des ses premières impressions, et je croirai volontiers, dans ces cas très communs, que les cagots n'ont été influencés par aucun agent extérieur, mais qu'ils portent en naissant le germe de ce mal singulier. D'autres, au contraire, fortement infectés de ce *virus*, ayant les glandes du col en suppuration et leurs articulations ulcérées, n'ont cependant point de goître. Pourquoi, quand la lymphe semble corrompue, quand le système est partout lesé, la glande thyroïde seule est-elle intacte? Pourquoi de même, dans le premier cas, n'y a-t-il qu'elle d'atteinte. Chez elle alors n'existe-t-il pas une cause particulière, une disposition spéciale? Cette disposition, venant à manquer, le goître ne survient jamais, la lymphe fût-elle surabondante et mille fois infecte.

Plus généralement, les cagots sont écrouelleux : on voit chez eux, avec le goître, un teint plombé et bouffi, les glandes cervicales gorgées, l'esprit tantôt lourd, tantôt précoce. Le goîtreux, en un mot, n'est qu'un cagot dégénéré; il conserve toujours un peu de son allure, et souvent aussi une médiocre intelligence.

Les cagots furent, sans doute, une peuplade vaincue, contrainte à fuir dans des contrées malsaines, non habitées, et dont la position leur ménageait ou une retraite assurée ou une défense facile. En proie aux privations de toute espèce, impressionnés par un air humide et infect, mal abreuvés, rongés par les chagrins, affaiblis par la misère, ces peuples furent atteints de maux nombreux, peut-être même de maladies nouvelles; les premiers, ils durent éprouver les affections du système lymphatique que ces causes déterminent toujours... Plusieurs succombèrent sans doute. Abhorrés de leurs voisins, ceux-ci les privaient de tout ce qui pouvait leur être utile. Ils les traitaient comme une race dégénérée et avilie... Mais, unis entr'eux pour s'opposer à une plus rude servitude que leur faisait redouter de plus en plus l'état abject où ils étaient réduits, ces proscrits se recherchèrent, et contractèrent des alliances; ils confondirent ainsi leurs infections, et les enfans portèrent l'empreinte de leur difformité. Par succession des temps et par l'influence permanente des mêmes causes, leurs maux firent des progrès inconnus, et le goître ne fut qu'une extension de vrais scrofules.

Les préjugés fâcheux dont les cagots furent les victimes enracinèrent ce vice et l'aggravèrent; partout ils étaient réputés infâmes et séquestrés de tout ce qui n'était pas eux. Ces préjugés, toutefois, s'affaiblirent, et l'on finit par les plaindre et par adoucir leur sort jusqu'à ce moment si malheureux. Dès lors ceux-ci vécurent mieux, et les communications, une fois rétablies entr'eux et leurs vainqueurs, leur aisance augmenta; leurs habitations furent plus saines, leur sol mieux cultivé, l'air ne contint plus de miasmes dangereux; dès-lors, durent survenir dans leur santé d'heureux changemens. D'âge en âge, leur tempérament a repris de sa vigueur primitive; l'équilibre s'est rétabli entre tous les systèmes, et le lymphatique n'est plus atteint de cette disposition, comme spécifique, que chez un petit nombre d'individus soumis aux causes qui la produisirent originairement.

La thyroïde fut la dernière atteinte; elle sera vraisemblablement aussi la dernière à guérir. Espérons qu'un régime meilleur, que l'emploi rationnel de remèdes reconnus utiles, que l'usage modéré du vin surtout, et des mariages bien assortis, feront insensiblement disparaître cet état morbide amené par tant d'erreurs de régime et un si grand nombre de causes énervantes.

Chapitre VII.

DE LA CHALEUR DES EAUX MINÉRALES.

Quelle est la cause d'où dépend la chaleur des eaux minérales? Voilà ce que nos pères, avant nous, avaient cherché à concevoir. Que de suppositions gratuites! que d'efforts d'esprit et d'imagination, pour n'obtenir que des résultats qui blessent à la fois la raison et presque toutes les notions des sciences, à l'aide desquelles on voulait expliquer cet intéressant phénomène! Leurs successeurs n'ont pas été plus réservés ni plus sages : lever le voile qui couvre cette opération mystérieuse, et par rapport à nos eaux, si régulière, leur a paru chose curieuse et digne d'occuper leurs loisirs! Eh! qui ne se laisserait entraîner par ce désir si naturel de la connaître! Nous n'y résistons pas nous-mêmes, et nous allons analyser les théories les plus ingénieuses, comme vraisemblables pour bien des personnes, et satisfaisantes pour tous.

On attribua d'abord, ainsi qu'il était naturel de le faire, la température de nos eaux à des feux souterrains qu'alimentaient d'immenses forêts, parure des monts de formation première, et qui s'écroulèrent dans un renversement général dont on ne précise point l'époque. Ces substances fournissaient à nos eaux de la chaleur, le gaz, les sels et les autres principes que les analyses y rendent sensibles.

Peu satisfait de ce système, *Lemaire* supposa que la fermentation produisait leur chaleur, en avouant toutefois son embarras pour assigner leur nature et le comment de cette fermentation; d'autres, moins timides, imaginant qu'il y avait entre leurs procédés et ceux de la nature une parfaite ressemblance, l'attribuèrent à des réactions chimiques; des acides quittaient leurs bases pour contracter d'autres affinités, et comme toute combinaison nouvelle dégage du calorique, cette cause de la chaleur des eaux leur parut suffisante.

Fondés sur des expériences séduisantes, plusieurs attribuèrent la chaleur des eaux minérales à la décomposition des *sulfures métalliques*. Très multipliées dans les entrailles de la terre, ces substances développaient la chaleur par suite de leur arrosement continuel; l'eau, en les dissolvant, produisait ces effervescences qui, rendant le calorique libre, le disposent à se combiner avec elle, à entraîner le gaz et tous leurs autres principes; mais des sources très chaudes, qui ne contiennent ni fer, ni soufre, existent dans la même localité à côté d'autres sources sulfureuses froides, ce qui n'arriverait jamais, si l'arrosement des pyrites était la cause unique de leur chaleur; du reste, les procédés employés par la nature, dans ce cas, sont-ils les mêmes que ceux de nos laboratoires? Les choses se passent différemment sans doute; et l'énorme pression qu'éprouvent les matières fondues au fond des cratères, en s'opposant au dégagement des gaz, empêche la décomposition des sulfures, puisqu'ils n'agissent que désunis. Le phénomène d'ailleurs eût-il lieu comme on le dit, la température invariable de nos eaux ne saurait lui être attribuée.

Ne pouvant accueillir l'influence d'une action chimique quelconque comme cause de la thermalité des eaux, puisqu'on n'en connaît point d'assez active pour faire concevoir leurs différentes qualités, et leur excessive température ne pouvant se concilier non plus avec la modicité de leurs principes, des esprits sévères ont prétendu donner à d'autres conjectures, depuis long-temps oubliées, le caractère d'une véritable démonstration, et, de nouveau, le fluide électrique et le feu central, différemment conçus et généralisés, ont été mis en jeu pour l'explication de ce phénomène.

L'action électro-motrice et son pouvoir caléfacteur offrent, dit Anglada, un point d'appui à des considérations analogiques qui servent mieux que les autres hypothèses à l'interprétation du phénomène le plus important des eaux thermales.

Un électro-moteur en effet élève si haut la température des corps qu'il est naturel de supposer de semblables dispositions dans les entrailles du globe et d'y former des ateliers propres à la production des eaux thermales ; car, puisque de tels assortiments existent à la surface, pourquoi n'en point admettre dans l'intérieur ? Quand on songe aux révolutions que les couches terrestres ont subies, peut-on mettre en doute l'existence de strates, convenablement arrangées et capables d'une électro-motion plus ou moins active ? Voyez dans le *Heidelberg*, en Franconie, une montagne formée de chlorite schisteuse et serpentine, jouissant de la polarité magnétique, agissant à plus de vingt pieds sur les boussoles des mineurs, constituant une sorte d'appareil électro-magnétique indépendant du magnétisme du globe ! Voyez encore un rocher de porphyre trachitique, aux environs de Voisaco des Andes, offrant en petit les mêmes phénomènes que la montagne magnétique de la Franconie; plus, une roche semblable, douée du même principe d'activité, sur la partie orientale de Chimboraço, aperçue encore par Humboldt et Bonpland ! Si de telles dispositions venaient à se multiplier, et que leur énergie parût subordonnée à l'influence des puissances électriques du globe, notamment à celle des tremblements de terre, n'en résulterait-il pas d'assez grandes probabilités pour reconnaître que les eaux minérales et leur chaleur sont des produits de ce genre d'appareil ?

Or, cette influence est incontestablement prouvée par l'accroissement subit ou la froideur instantanée qu'ont acquis un très grand nombre de fontaines minérales à la suite de ces secousses intestines; changemens de courte durée, il est vrai, et que d'autres sources éprouvent fréquemment, sans l'intervention de ces agitations souterraines, telles *Luchon* et *Lamalou*.

En admettant un semblable électro-moteur et de tels arrangemens, tout ce qui a rapport aux eaux thermales sera facilement compris. Par eux, il est naturel de voir l'acide *carbonique*, les *carbonates alcalins*, les *sous-carbonates*, les *hydrosulfates*, etc., faire partie de leur composition; par eux, l'origine, la permanence, le nombre immense de ces fontaines sont aussi facilement déterminés que leur chaleur propre ; enfin tout s'explique par leur admission et la persévérance et l'uniformité respective de cette même température, phénomènes les plus surprenants de leur histoire, quand on vient à savoir que Zamboni a reconnu qu'une pile sèche de cinquante mille paires de plaques, d'un diamètre de feuilles de papier étamé, serait une source constante d'électricité ; appareil immense sans doute, mais mesquin et rétréci, comparé à celui que la nature peut donner à ses propres moyens.

Croyez à ce que cette opinion a d'entraînant, si, dans les entrailles de la terre, tout vous paraît assez régulièrement établi pour simuler des batteries voltaïques ; si vous ne trouvez étrange qu'on n'ait jamais suspris dans aucune eau minérale aucun phénomène électrique ; si vous concevez, cette cause ayant lieu, que de deux sources qui coulent très près, l'une soit froide et l'autre chaude ; si vous concevez enfin pourquoi l'eau saline de Dax, à une très grande distance des Pyrénées, est d'une chaleur excessive, quand l'eau sulfureuse de Labassère, située au milieu des plus forts électro-moteurs naturels, est froide et toujours froide.

Mais si cette explication vous laisse à désirer, rattachez au feu central la chaleur de nos eaux ; son existence est prouvée et sa force expansive malheureusement établie par différentes catastrophes. Reconnu dès la plus haute antiquité, admis au 16me siècle par Solénander et autres physiciens, la science géologique nouvelle le considère encore comme l'unique moteur de la conflagration générale que subit le globe à des époques inconnues ; c'est merveille que de voir les partisans de ce système admettre qu'il conserve dans sa profondeur sa fluidité primitive, ignée selon les uns, aqueuse selon les autres ; considérer les montagnes, formées par cette action puissante, tantôt comme le résultat d'un seul jet, tantôt comme insensiblement cristallisées, et acquérant par le refroidissement une épaisseur inégale, circonstance qui produit des climats divers et facilite les éjections volcaniques ; dire que le refroidissement continuel de l'écorce terrestre rend de plus en plus son épaisseur considérable et diminue sa flexibilité ; accidents incontes-

tables, ajoutent-ils encore, le refroidissement progres-
sif ayant pu seul donner aux terrains primitifs, fluides
d'abord, la consolidation et la force que nous reconnaissons
à ces masses gigantesques.

Quelle que soit leur dimension, toutefois, et leur profondeur, leur nature invariable est calcaire et granitique et
constamment juxta-posée sur la matière ignée centrale ou
volcanique, qui a perdu, on ne sait comment, son énergie
première, mais qui en conserve suffisamment encore pour
produire le phénomène qui nous occupe, soit directement,
lorsque les eaux pluviales en approchent d'assez près, soit
par l'effet des vapeurs échappées des chaudières souterraines qui thermalisent nos sources en cédant leur calorique et
cessant d'être gazeuses.

Ainsi réchauffées, nos eaux acquerraient des qualités
inimitables; leurs principes fixes, leur invariable température, leur volume constant dépendraient de l'immense
profondeur qu'elles parcourent, des minéraux qu'elles
traversent, et leur indépendance des accidents atmosphériques.

Cette hypothèse vous séduira si, pour vous, le feu central
n'est pas une chimère; si son incandescence vous est prouvée par la chaleur toujours croissante des couches terrestres,
situées le plus profondément; si vous croyez à la régularité
des courants qui promènent nos eaux à travers des terrains
si divers, tour à tour bons et mauvais conducteurs du
calorique.

Ce sont là d'ingénieux systèmes; mais expliquent-ils la
température uniforme de nos sources et cette fixité de principes qui les constituent? M. *Fabas* aperçut leur insuffi-
sance, et tâcha d'y suppléer dans ses *Nouvelles observations
sur les montagnes, etc.* Cet ouvrage nous semble estimable
sous bien des rapports; l'opinion qui en fait le fondement
est une conséquence des idées brillantes de l'auteur sur la
formation des montagnes, et sur le principe qu'il suppose
leur donner rang parmi les corps organisés. On ne pouvait
choisir une hypothèse dont le crédit fût plus difficile à
établir. Les ressources fécondes d'une imagination, qui

maîtrise les faits, ont répandu un vif intérêt sur une matière véritablement neuve. C'était tout ce qu'on pouvait exiger d'un pareil tour de force, et la critique aurait tort d'observer, avec aigreur, qu'un sujet essentiellement grave ne devait pas être traité comme un roman. Si donc nous entrons dans l'examen sévère de cette production, nous prévenons d'avance que la réputation de l'auteur nous en fait un devoir, et que, pour bien des lecteurs, le charme de cet écrit équivaut assez à une démonstration, pour nous laisser à cœur de défendre la vérité.

Les montagnes, dit M. *Fabas*, ne sont point des êtres bruts; elles ont une organisation particulière dont le but est de puiser, dans l'espace, les élémens des substances qu'elles recèlent. Le soufre, le fer, etc., que les chimistes considèrent comme des corps simples, nesont que le résultat de la combinaison variée de l'oxigène, de l'hydrogène, du gaz fixe, du fluide électrique, du calorique et de l'eau, matériaux composant l'essence de l'atmosphère, comme celles des végétaux et des animaux], à quelque peu d'azote près que les minéraux ne contiennent point.

Ces différents principes, absorbés par les montagnes et digérés par cette organisation dont M. *Fabas* n'assigne point la forme, sont métamorphosés les uns en albestes, les autres en amiante; certains produisent l'alun, d'autres les bitumes; plusieurs façonnent les mines, un plus grand nombre les eaux minérales. Un travail perpétuel a lieu dans les flancs comme dans les cavernes de ces masses prodigieuses, que l'ignorant vulgaire avait toujours considérées comme des blocs inertes et sans vie.

Pour apprécier leur existence particulière, M. *Fabas* n'a nul besoin de connaître la structure intérieure qui en fait des êtres distincts; leur forme, leur plus ou moins d'élévation, leur grandeur, lui suffisent pour assurer leur individualité et les facultés dont elles jouissent. Ainsi, ces sommités arrondies, ces cimes aiguës et pyramidales, que l'on a toujours crues produites par des secousses intestines, des pluies abondantes, et tous les météores qui sans cesse ruinent les monts, sont pour lui des signes évidents de leur vitalité.

Si nous ajoutons que les montagnes possèdent un *ciment* qu'elles sécrètent, et qui augmente leur force de cohésion, et deux espèces de cheminées ou salses qui, tour à tour, puisent et exhalent les éléments de tout ce qu'elles renferment, nous aurons, en raccourci, la clef de ce système.

Un sentiment si contraire aux idées reçues devrait, pour être goûté, porter sur des faits certains, des phénomènes constants, et non sur des suppositions ingénieuses qui, si ingénieuses qu'elles soient, ne sauraient faire passer dans nos esprits la conviction avec laquelle on paraît les avoir écrites; l'artifice est insuffisant.... Il fallait assigner l'essence de cette puissance active, puisant dans l'atmosphère les substances qui la composent; décrire les formes de ces conduits où s'assimilent les principes absorbés, et dont les singulières facultés font tant varier les productions.... Ces connaissances étaient indispensables à notre auteur, puisqu'il ne suppose point cette cause occulte, et qu'il lui semble tout simple d'admettre que la nature n'a qu'un mode pour la formation des trois règnes.... Mais si l'organisation bien connue des animaux ne suffit pas toujours pour en expliquer les fonctions, sans l'intermède des causes occultes, comment concevoir le phénomène que présentent les montagnes, où l'on ne voit ni trace d'organisation, ni rapport de structure, ni suc vivifiant, etc? Est-ce prouver leur vitalité que d'assigner leurs couches et leur inclinaison vers leur centre; de regarder, comme exhalée, telle substance plus ou moins durcie que le hasard aura placée entre deux rochers, et de la considérer comme moyen puissant de cohésion?

Les montagnes, avons-nous dit, étant nécessaires à la solidité du globe, aux arts, à l'agriculture, à la salubrité générale, elles ont dû être créées en même temps que la terre, à laquelle elles servent d'appui, et le monde en a joui dès l'instant de sa formation. Les monts primitifs sont donc aussi vieux que l'univers; ils ont toujours existé à peu près tels qu'ils sont, portés sur des bases semblables à eux-mêmes, et renfermant dans leur sein ces métaux précieux, éternel aiguillon de la cupidité.

Inutile donc de supposer une force organique vivante pour la formation des minéraux. Ces derniers datent de la création, et ne sont point le résultat journalier de certains mélanges que réaliserait le fluide électrique en agissant sur l'atmosphère. Ainsi formés, les métaux devraient être toujours purs ; ils seraient homogènes, comme le produit d'une sécrétion. Or, les trouve-t-on jamais que combinés avec le soufre, etc. ? D'ailleurs, et d'après l'état actuel de nos connaissances, nous est-il permis d'admettre que ce qui est regardé comme corps élémentaire soit dû à des affinités! une première création a pu seule les produire.

M. *Fabas* veut que la force qui produit les minéraux soit aussi la cause de *la chaleur* des eaux minérales. Il explique, par elle, l'invariabilité de leur volume et celle de leur température. C'est assurément faire dépendre de causes très variables les phénomènes les plus constants. Quoi de plus changeant, en effet, que la chaleur de l'atmosphère ; que les émanations que les vents balaient, que le froid condense, que la chaleur et l'humidité dénaturent! La matière électrique qui y concourt est-elle de même également abondante sous toutes les conditions atmosphériques? Par analogie, il st permis de présumer que cette puissance faiblit ou s'irrégularise; les salses, qui, d'après M. *Fabas*, servent de conducteurs aux élémens, ne doivent-elles pas encore s'obstruer ou devenir plus actives et troubler ainsi l'ordre des fonctions attachées à leur travail? Tout ce qui est vivant est sujet à changer, et ce principe ne saurait faire exception. Son opinion n'est donc non plus qu'une hypothèse, et la cause de la chaleur des eaux reste ignorée.

Il n'existe donc pas de théorie qui explique d'une manière satisfaisante la haute et constante chaleur des eaux minérales, ni la présence des sels dont elles sont imprégnées. « Il en sera toujours ainsi, dit M. Berzelius, en parlant des » eaux de *Carlsbad*, attendu que, ne pouvant pénétrer jus- » qu'au foyer d'où elle émane, on ne pourra jamais juger » avec précision, de quel procédé use la nature pour la

» produire, ni comment elle sature ces eaux d'autant de
» substances salines, dont la montagne de *Carlsbad* ne
» parait renfermer que de faibles quantités. »

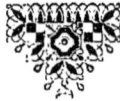

Chapitre VIII.

DES ANALYSES DES EAUX MINÉRALES; DIFFICULTÉS D'EN AVOIR
D'EXACTES; LEUR INUTILITÉ QUAND MÊME.

Il serait superflu, ainsi que je l'ai fait dans les éditions
précédentes, de rappeler les travaux des chimistes du
dernier siècle et d'exposer leurs contradictions sur tout ce
qui a rapport à l'analyse des eaux. Leurs erreurs sont incontestables et les grands noms de Bayeu, de Bergmann,
de Venel, de Fourcroi, de Vauquelin lui-même, ne sont encore cités dans la matière que par égard pour tout ce qu'ils
ont fait d'ailleurs d'extrêmement recommandable. Bordeu
dont le nom si imposant pour les saines doctrines fut, de son
temps, d'un si grand poids dans la question qui nous occupe,
Bordeu lui-même s'était mépris aussi; les eaux sulfureuses
n'ont jamais eu pour ingrédients ni fer, ni bitume, etc.,
ainsi qu'il le prétendait; mais qu'on ne s'y trompe point;
aux moyens défectueux dont nous parlions alors, en ont
succédé d'autres également incomplets; même désaccord règne dans les résultats obtenus, et tout, jusqu'aux
procédés, manque d'exactitude; du reste ces procédés, fus-
sent-ils rigoureux, les principes chimiques le sont-ils? n'est-
il pas hors de doute qu'ils sont depuis plusieurs années si
versatiles, qu'on ne peut croire aujourd'hui ce qu'on en
disait naguère? Nos connaissances sur ce point sont en
effet loin d'être précises, et, sans admettre que ces sortes
d'analyses présentent des difficultés insurmontables, pré-
voir l'époque où de semblables expériences pourraient
servir de base à la thérapeutique est impossible.

D'aussi sérieuses difficultés ne sont inhérentes à l'analyse
des eaux, sans doute, qu'en raison de l'intime combinaison
de leurs principes, et du plus ou moins de facilité qu'ils ont
à se désunir ou à s'altérer; de telle sorte que le mouvement,
le moindre contact de l'air, la perte ou l'élévation de leur
température les changent si fort, que *c'est avec raison que*

Chaptal a dit que les chimistes n'analisaient plus que leur cadavre.
Leur extrême ténuité fait encore qu'ils se dérobent à l'œil
et aux instrumens de l'opérateur le plus expert : facilement
ce qu'on croit n'être qu'un principe est un composé de plusieurs, et il faut une grande habitude de manipulation
pour les caractériser; aussi, disait Fourcroi : « l'art de con-
» naître les sels dissous dans les eaux, d'en estimer les pro-
» portions, est un des travaux les plus difficiles qu'on puisse
» proposer en chimie; on ne saurait, ajoutait ce grand chi-
» miste, considérer une analyse bien faite, qu'autant qu'on
» pourrait, à l'aide de la synthèse, recomposer la matière
» analysée; comment compter sur l'exactitude d'une ana-
» lyse d'eau, disait-il encore, si, dissolvant ce liquide par
» les mêmes principes et dans les mêmes proportions qu'on
» les a trouvés, on ne peut imiter exactement cette eau,
» pour qu'elle se comporte par tous les essais et par tous les
» réactifs comme la naturelle. »

Malgré les progrès (1) dont ils se vantent, cette façon de
penser de Fourcroi, l'un des créateurs de la chimie moderne,
est tellement vraie, que ses continuateurs les plus habiles
et les plus consciencieux tiennent le même langage, et ils
désapprouvent la méthode de décomposition généralement suivie. « Les sels, qu'on se procure par ce procédé,
» disait Lavoisier, ne sont pas nécessairement les éléments
» réels de l'eau minérale; ils sont, en partie au moins, le
» produit de l'opération. »

» Séparer les ingrédients minéralisateurs, en apprécier
» les proportions et le poids en modérant et neutralisant, au

(1) Encore ces prétendus progrès, à quoi se réduisent-ils? à une nomenclature différente provenant du désir louable, il est vrai, d'assigner, à chaque substance le terme propre, mais dont on a fait, à force de raffinement,
une science fatigante et barbare. Ainsi nos eaux ne sont plus sulfureuses,
mais *hydrosulfuriquées.* Il en est même qui sont désignées comme il suit :
Source *hydrosulfatée, sodique, iodurée, natreuse:* Et remarquez que cette phrase
pourrait et devrait être même vingt fois plus longue, car les ingrédients
qu'on ne nomme point s'y trouvent au nombre de vingt-deux, sans compter les *traces,* les infiniment petits homéopatiques qu'il est convenu de
rencontrer aujourd'hui dans toutes les sources.

» besoin, l'influence chimique qui peut s'exercer entr'eux, » paraît préférable à **M.** Orfila ; oui, mais où est le travail exécuté sur d'aussi rigoureux principes, et le fût-il, qu'aurait à y gagner la thérapeutique ? On le voit, il n'y a de complètement prouvé que leur impuissance ; elle est manifeste, même pour les eaux le plus facilement décomposables. C'est ainsi que l'eau de Seltz, d'après Bergmann, ne contient que dix grains de sous-carbonate de soude, et que Vestrumb en a trouvé 50, plus du sulfate de soude et de l'oxide de fer; différence énorme et singulière; puis vient Caventou qui ne porte la quantité de carbonate de soude qu'à 20 grains. Enfin ces trois chimistes, d'une égale renommée, diffèrent tous sur la quantité d'acide carbonique contenue dans l'eau de Seltz, d'un usage si répandu.

Dans les eaux ferrugineuses, l'acide carbonique avait toujours passé pour le dissolvant naturel du fer; et **M.** Longchamp de prétendre que les sédiments calcaires ferrugineux que déposent ces eaux sont formés par un acide dit *ferrique*, provenant d'un mélange d'oxide de fer et de chaux, combinaison qui a lieu *souvent* ; mais quand les eaux sont privées de cette base, par quoi le fer est-il dissous ?

Après des résultats aussi opposés sur des eaux qu'on se flatte de bien connaître et d'imiter parfaitement, on est peu surpris de voir les chimistes varier d'opinion sur la nature de l'ingrédient sulfureux contenu dans nos eaux, et d'apprendre que l'acide hydrosulfurique libre n'en a jamais fait partie, quoiqu'il y fût signalé comme le minéralisateur le plus énergique et le plus constant, et que chacun à l'envi s'efforçât à en préciser le volume.

L'azote enfin est aujourd'hui le gaz dont l'existence ne saurait être contestée; il échappe, combiné à du soufre, disent les uns, ou n'entraîne que de l'acide hydrosulfurique ; seulement ils conviennent qu'il ne fait point partie de l'eau elle-même, et qu'il est constamment produit par la décomposition de l'air atmosphérique.

Mais n'est-il pas singulier, ainsi que le fait remarquer Anglada, de voir ce dégagement simultané et persévérant d'azote et d'hydrogène sulfuré ? Conçoit-on pourquoi une partie de l'acide qui constitue leur hydrosulfate se soustrait à l'oxigénation dans le liquide, tandis que l'autre la subit? pourquoi elle s'y dérobe intérieurement pour la subir à l'extérieur, lorsque surtout la quantité de l'hydrogène sulfuré, qui devient libre, est si éloignée de celle que l'eau peut dissoudre, celle-ci fût-elle refroidie?

A l'aspect de ces incertitudes et de mille autres que je pourrais citer, on reste convaincu que cette partie des sciences physiques n'est pas aussi avancée que semblerait le promettre l'état actuel de la chimie et les nombreux travaux dont nos eaux ont été l'objet, et la preuve en est que les chimistes en appellent eux-mêmes à des progrès ultérieurs, au perfectionnement qu'ils attendent; mais qu'on daigne y réfléchir; si des hommes d'un mérite aussi distingué ont mal vu dans ces opérations délicates, pour eux si familières, que peut-on présumer de celles du plus grand nombre?

Quelle confiance accorder en effet à des analyses qui présentent toutes les mêmes résultats? Est-il étonnant alors qu'on croie leurs vertus analogues, sinon parfaitement ressemblantes. Dans la plupart, et en tête, figurent d'abord le gaz azote, les acides carbonique, hydrosulfurique-libres; puis viennent les carbonates de chaux, de magnésie et de fer: on désigne ensuite la silice ou ses silicates, le sulfate de fer, le chlorure de sodium, de magnésie, les phosphates d'alumine, de chaux; et l'on termine par des *traces* de sels à bose d'iode, de strontiane, de brome, d'acide fluorique.

Quoi qu'il en soit, nos eaux sortent des terrains primitifs. Elles sont du nombre de celles que M. Fontan nomme *sulfureuses naturelles* (1). Elles ont pour base la *soude* et pour caractère extérieur d'être:

(1) A ce sujet encore grande dissidence entre des chimistes d'une habileté reconnue, l'un n'adhère point à ce que l'autre a cru très important de reconnaître et de classer. Ce qui est naturel ou accidentel pour M. Fontan est contesté par M. Henry, qui prétend, avec raison, je crois, que, quoique très variée dans ses productions, la nature suit dans ses moyens

4.

1° Plus ou moins chaudes, et de l'être toujours également, n'importe les constitutions atmosphériques ;

2° D'exhaler une odeur de soufre semblable à celle des œufs cuits ;

3° D'être amères et douçeâtres au goût et pas trop désagréables ;

4° D'être parfaitement limpides et incolores, quoique grasses et onctueuses au toucher, sensation que fait singulièrement varier leur plus ou moins de température ;

5° D'offrir à leur surface et aux lieux où elles surgissent une espèce de bouillonnement dû à l'expansion du gaz azote ;

6° De brunir l'argent et le cuivre et de former, avec la dissolution des sels de ces mêmes métaux, un précipité de couleur noire plus ou moins foncée ;

7° De verdir le sirop de violettes, et de former à la longue, par l'action de l'eau de chaux, un dépôt blanchâtre et floconneux ;

8° De déposer seules dans leur trajet extérieur et les réservoirs une substance grasse, de forme et de couleur variée ; mais, le plus souvent, blanchâtre.

9° Leur pesanteur diffère peu de celle de l'eau distillée.

de création des lois simples et uniformes ; et pour les eaux sulfureuses, par exemple, qu'on divise en *naturelles* et *accidentelles*, selon qu'elles sortent du terrain primitif ou secondaire, qu'importe si toujours elles émanent d'un *sulfate* donnant lieu à un *sulfure* qui, par l'action de l'air et de l'acide carbonique, se dénature et produit des eaux en partie *sulfatées, hyposulfitées* ou sulfitées, ou tout-à-fait *hydrosulfuriquées*. Il est certain qu'on ne trouve point dans les terrains primitifs l'ensemble des matériaux minéralisateurs de nos fontaines ; et puis à quoi bon faire un si grand bruit de telles classifications et de la différence de leur origine, pour en appeler en dernier ressort à l'expérience qui, seule, peut préciser le plus ou moins de ressemblance des propriétés médicales de ces eaux, et démontrer les cas où les unes et les autres doivent être appliquées et choisies de préférence. Il n'est pas encore, non plus, parfaitement établi pour tous que le principe sulfureux de nos eaux soit un *hydrosulfate* de soude ou un *sulfidrate* de *sulfure :* M. Henry croit être fondé à admettre en elles un *sulfure* neutre ; et puis concluez...

Ces résultats physiques différents, d'une constance remarquable, sont dus aux ingrédients suivants, que les chimistes qui font le plus autorité disent appartenir à toutes les eaux sulfureuses des Pyrénées :

1° A la chaleur d'abord, qu'ils considèrent comme semblable à celle de nos foyers, malgré tout ce que nous en avons dit plus haut;

2° A la présence d'un *hydrosulfate de soude* sans *hydrogène sulfuré libre;* toutefois, l'émission de ce gaz manifestée par l'odeur qui lui est propre et par la teinte qu'il imprime aux métaux blancs ne saurait être une illusion, ni l'effet d'un prestige; aussi son dégagement a-t-il lieu par l'effet seul de la décomposition de l'air absorbé par nos eaux, son oxigène dénaturant le principe sulfureux et formant l'acide qui nous occupe, et que l'azote entraîne;

3° A la présence encore d'un sous-carbonate de soude qui accompagne constamment l'hydrosulfate. Ce sel est considéré comme un des composants le plus actif de nos fontaines et susceptible d'exercer une grande puissance thérapeuthique même après que le principe sulfureux a disparu.

Ces résultats seraient dus aussi à la *silice* et à la *glairine* ou *barègine*, substance paraissant subordonnée au caractère sulfureux, et provenir des conditions qui, dans le sein de la terre, font naître les eaux sulfureuses. La *glairine* offre dans toutes le même aspect, et c'est à tort que M. Longchamp l'a nommée *barègine*, cette substance n'étant pas un privilège pour les eaux de *Barèges* (1).

(1) Il ne faut pas du reste confondre la glairine avec d'autres substances ayant dans nos eaux une existence indépendante : telles que *Conferves* et *Trèmelles*, espèce d'algues ou d'oscillaires découvertes, il y a des années, par *Vaucher* de *Saussure*, et *Bory de St-Vincent*, aux thermes d'Aix, et, qu'armé du microscope, M. Fontan vient de rencontrer dans les eaux des Pyrénées : circonstance difficile à supposer quand on connaît, dit *Anglada,* l'ascendant réservé à la température, relativement aux actes de la vie; ces individus ne pouvant s'accommoder également du froid et du chaud et s'engendrer surtout avec facilité dans les eaux très sulfureuses et

Cet assemblage d'ingrédiens qui, par son uniformité, est
très propre à suggérer celle des conditions qui, dans les
entrailles de la terre, président à l'élaboration des eaux hé-
patiques, est surtout remarquable par l'énergie variée,. et
parfois considérable qu'il imprime à plusieurs d'entr'elles,
et cependant ces ingrédients y sont contenus en si petite
proportion que le résidu de leur évaporation ne dépasse
guère la 3,000ᵉ du liquide dans les eaux les plus riches, et
équivaut à peine à la 8,000ᵉ partie dans quelques autres. Cet
attribut elles le tiennent, assure-t-on, de leur origine, comme
provenant de terrains primordiaux et cristallisés ; le con-
çoive qui pourra, mais nul ne saurait contester que ce ne
soit à ce faible assortiment, au concours d'une température
plus ou moins élevée', que sont dus ces effets merveilleux
qui font justement figurer nos eaux parmi les ressources les
plus précieuses de la thérapeutique.

Tout exigu qu'est cet amalgame, toutefois certains
chimistes prétendent que *la silice* n'est, dans nos eaux,
qu'un hors d'œuvre, et à peine s'ils lui attribuent la faculté
de modifier les aptitudes médicinales des autres composants. La part qui revient à la *glairine* dans les effets produits par les eaux minérales est également contestée ; déci-
dément Anglada, par suite d'expériences suivies, l'a déposs-
sédée de sa propriété onctueuse pour en revêtir son sous-
carbonate de soude, et ne plus lui reconnaître que celle
de favoriser leur décomposition.

La chaleur, l'hydrosulfate de soude et le carbonate de
même espèce, seraient donc les seuls principes médicamen-

dans celles qui ne le sont qu'à peine. On sait d'ailleurs que la cause qui produit la glairine vient de la profondeur de la terre à sa surface, et que son
extrême abondance se refuse à une semblable origine. Comme l'action de
ces sortes d'oscillaires reste ignorée et que leur existence est entièrement
étrangère à la thérapeutique, nous ne nous en occuperons pas du tout. Dans
l'esprit de certains médecins, toutefois, ces découvertes auraient, dans
l'avenir, une grande influence, car elles ont valu à leur auteur le titre d'*il-
lustre* : et puis, dites que, par le temps qui court, on n'est ni louangeur ni
reconnaissant.

teux de nos eaux; les autres substances ne seraient que du remplissage. En vain la nature les aurait abondamment produites; dès que, lavées, dépurées, leur action sur nos organes reste indéterminée, vite d'en déduire que leur inertie est prouvée et qu'on peut les négliger pour la fabrication des eaux factices; car, imiter nos eaux, depuis Bacon, depuis Hoffmann surtout, a été une de leurs prétentions, et c'est se mettre à l'aise que de nier l'efficacité d'une substance dont l'imitation est impossible, ou de se résigner à s'en passer.

On en conviendra, tout est énigmatique dans nos eaux en dehors de leur combinaison, et ce ne peut être qu'en invoquant le principe des substances associées, correctrices de certaines aptitudes contraires, qu'on finira par concevoir tant et de si singulières vertus.

Cette vérité séduit quelquefois pourtant; les chimistes en font ingénuement l'aveu : « A tout prendre, disent-ils, il » n'est pas indispensable de savoir à quels de leurs ingré- » dients il faut attribuer les vertus des eaux. » Mais alors et à défaut de recherches analytiques, s'élevant au niveau de la science, faites que l'observation médicale nous fournisse des titres de recommandation valables; que l'expérience établisse nettement leurs vertus ; différemment, laissez-nous découvrir ce qui agit exclusivement dans les eaux et à quoi se rattache la spécialité de chaque source; car cette spécialité ne peut être contestée; les médecins y ont égard, lorsque, selon les cas, ils préfèrent Bonnes à Luchon, Cauterets à Barèges; il est à cela une cause, disent-ils ; cherchons-là, jusqu'à ce que nous ayons trouvé des modifications de nature assez variées pour motiver ces préférences empiriquement accréditées. Et, se créant des difficultés à plaisir, formulant supposition sur supposition, ou entraînés par l'empire des idées régnantes, on les voit attribuer leur efficacité à tel ou tel principe, avec une assurance qui est démentie le lendemain, réhabilitée quelques jours plus tard, sans qu'heureusement cette versatilité ridicule, qu'ils nomment progrès, diminue en rien l'empressement qu'on met à les fréquenter. Long-temps on a fait honneur au sulfure de soude et à d'autres ingrédients,

qu'elles n'ont jamais possédé, des cures nombreuses obtenues à Luchon. L'acide hydrosulfurique fut plus tard le
minéralisateur par excellence; aujourd'hui l'hydrosulfate
reprend ses droits, et tout fait présumer qu'il ne sera plus
dépossédé; mais gardons-nous de le considérer comme seul
actif dans cette combinaison admirable, la même dans
toutes, et dont la persévérante uniformité déroute nos
analystes en les désespérant.

Certes, on ne saurait le méconnaître, c'est à cet aggré-
gat chimique, d'une si étonnante ressemblance quant à la
nature des principes, mais si singulièrement variable par
sa température et ses doses, que sont dues les vertus qu'on
reconnaît à nos fontaines minérales; faire choix de celle
qui convient est sans doute difficile; les modifier est l'unique, la plus importante affaire du médecin, et c'est en cela
que consiste surtout le secret d'aptitudes curatives, en
apparence universelles, qui nous forcent à dire aux
mécréans, pour dernière raison, *venez* et *voyez.*

Il faudrait donc se rattacher à cette combinaison dans
l'appréciation théorique de leurs vertus, quand bien même
les analyses auraient exactement démontré les principes
composants de nos eaux, et rendu possible toute synthèse
chimique. Mais c'est un besoin d'autant plus indispensable
que ces sortes d'opérations ne fournissent que des notions
erronées ou incomplètes, et qu'ainsi que l'exprime M. Thail-
hade, dans ses lettres sur *Capbern*, prétendre déduire de
l'action expérimentale, comme de chacun de leurs principes, les propriétés médicales du composé, « est une chose illu-
» soire dans son but, infidèle dans ses moyens, fausse dans
» ses résultats. » Agir autrement, en effet, est peu logique,
et cependant les médecins ne s'étayent-ils pas de pareils
documents, pour en inférer thérapeutiquement les vertus
de nos eaux? Aussi, forts du résultat de leurs analyses,
voyez-les assigner à chacun une manière d'agir exclusive,
et leur accorder comme une espèce de discernement qui ne
faillit jamais.

« Ainsi l'hydrosulfate exerce son pouvoir excitant sur le
» système tégumentaire, réveille le ton des membranes

» muqueuses, notamment de la membrane pulmonaire ;
» se montre puissamment diaphorétique, détourne et dis-
« sémine les mouvements fluxionnaires vicieusement con-
» centrés ; agit efficacement comme correctif spécifique
» des maladies cutanées, et combat avec succès toutes les
» formes morbides qui tiendraient de la nature de ces
» sortes d'affections; » et pendant que ce sel à base de soufre
produit toutes ces merveilles, les autres ingrédients de
dormir ou de rester indifférents.

Mais, à son tour, le carbonate de soude, reprenant sa
puissance à deux mains, « dirige principalement ses coups
» et comme spécialement vers l'appareil lymphatique dont
» il résout les congestions glandulaires, cellulaires ou
» viscérales *asthéniques*. Pour le même motif, il produira
» de bons effets dans certains états d'affections rhumatis-
» males et même scrofuleuses. Le système urinaire, de son
» côté, ressentira son impression, soit que le médicament
» le réveille de sa torpeur à la manière des diurétiques,
» soit qu'il en corrige certaines dispositions morbides par
» un *mode d'action* très positif, quoique très imparfaitement
» apprécié dans ses causes, ainsi qu'il arrive dans les
» catarrhes de la vessie, la gravelle et autres affections
» calculeuses. » Et tout cela encore sans que l'hydrosulfate, son compagnon fidèle, y participe le moins du
monde, pas plus que le calorique et l'eau qui leur sert de
véhicule.

Maintenant qu'induire de cette manière de concevoir
l'action de nos eaux, sur laquelle renchérissent encore
ceux qui attribuent l'excitation générale qu'elles produisent à une *thermalité* élevée, et l'excitation *spéciale* à la
présence des substances minéralisatrices? Que tout cela est
hypothétique, contraire aux notions les plus simples de la
thérapeutique et à tout ce qu'on raconte des guérisons
obtenues par les eaux, je ne dis pas sulfureuses ou analogues, mais le moins ressemblantes dans leur composition!

Toutes, sans doute, ne méritent pas une égale confiance;
une ignorance affectée, de prétendues analogies, l'intérêt

personnel font peut-être qu'on exagère les propriétés du plus grand nombre; nous savons combien les malades et les médecins s'abusent souvent, en ne faisant pas un choix meilleur, c'est ce que nous ne voulons actuellement ni admettre ni contester; nous ne citons une semblable manière de faire, et les résultats dont elle est suivie, que pour rappeler qu'on se trompe très fort, si l'on croit par de tels procédés, c'est-à-dire en assignant la propriété médicatrice de chacun des composants, expliquer les cas étonnants et variés où toute analogie est détruite, que nos sources guérissent cependant et qui font la tourmente des médecins, par les indications multipliées qu'ils présentent et le peu de filiation qu'on y reconnaît.

On ne peut, en effet, quand on connaît les proportions exiguës de leurs principes, ne pas rapporter à leur union intime leur puissante énergie d'abord, et puis encore cette qualité suave et douce qui fait qu'elles sont tolérées par nos organes avec délectation, à des degrés où l'eau commune nuit toujours. On ne saurait assez le redire, *l'utilité de chacune* dépend de sa combinaison; elle se rattache en outre à la susceptibilité des individus, à leurs maux nombreux ou vieillis, à des lésions plus ou moins étendues et profondes, à l'activité ou à l'inertie des sympathies, aux causes qui les produisent ou les entretiennent, etc.

Là ne finiront point nos réflexions au sujet des analyses, car nous avons à cœur d'en dévoiler le vague et l'illusion et de faire qu'on n'envisage plus nos eaux que dans ce qu'elles présentent d'intéressant et d'utile.

Nous dirons donc que la décomposition facile de nos eaux, par le contact de l'air, présente des inconvénients tellement considérables que si l'on n'en tient compte, dans leur administration, l'analyse la mieux faite ne peut servir de guide; chaque jour, à chaque instant, pour chaque infirme, une analyse nouvelle serait nécessaire. Eût-on, en effet, des sources à leur bouillon, une connaissance parfaite de leur chaleur et de leurs principes, qui pourrait calculer leurs pertes instantanées, successives, survenues dans leur premier contact avec l'atmosphère, dans les

réservoirs, au bain, dans le vase où on les boit? (1) De
combien alors cet assortiment est-il réduit, est-ce d'un 1|4,
d'un 1|5; et si vous l'ignorez, si vous n'avez la faculté de
comparer, à quoi sert votre analyse première? D'après vos
principes, pourtant, et pour tous les cas, cette appréciation
est de rigueur; elle est indispensable, ou différemment vous
agissez au hasard, dès qu'il vous est impossible. de juger
de son énergie dans l'instant précis où elle porte son impression sur l'économie malade. Or, remédier à cet inconvénient est impossible. Nous n'avons, pour utiliser nos eaux,
d'autres procédés que ceux trouvés déjà par l'empirisme;
les améliorations conservatrices les plus recommandées
sont insuffisantes; on peut sans doute, jusqu'au moment
d'en faire usage, contrarier l'approche de l'air et la trans-
mission de ces molécules à travers le liquide minéral, ou
le rechauffer d'une manière plus ou moins ingénieuse; mais
l'air est toujours entre vous et lui, dès que vous voulez le
boire ou vous baigner, et les changemens que sa présence
provoque mettent au néant, pour tout ce qui est précision
du moins, les notions fournies par vos analyses.

« Qu'importe, dit Anglada, à l'emploi médicinal de l'eau
» de Barèges, que l'on sache qu'elle sort de terre avec une
» chaleur de 36°, s'il faut, pour l'utiliser, la laisser refroidir;
» qu'elle tient telle quantité de principes sulfureux, si,
» durant le refroidissement préliminaire, une partie
» importante de ses ingrédiens a disparu? » Il est donc
vrai de dire que les effets de nos eaux ne sont jamais dus à
une combinaison telle que l'analyse nous la donne et que
rien n'est moins utile alors qu'une analyse.

Mais devons-nous nous récrier dans bien des cas contre
les changemens qu'elles subissent? Personne n'ignore qu'il
est indispensable de réduire souvent la température de
plusieurs, même des plus fréquentées, pour tout emploi

_____

(1) Anglada fait, à ce sujet, les réflexions les plus sages, sans qu'elles le
corrigent de ses préventions sur les analyses, qu'il expose du reste de la
manière la plus séduisante.

facile et profitable; que les effets bons ou mauvais des bains que l'on conseille, dépendent constamment des doses, des degrés, du temps de leur durée (1); que, pour rendre une eau supportable, il faut journellement l'associer à du lait ou à toute autre substance propre à en diminuer l'énergie; mais cette atténuation légère, progressive et variable de leurs principes, ce besoin fréquent de nouvelles combinaisons, ne sont-ils pas encore une preuve accablante de l'inutilité des analyses, et toujours alors un bien réel, un avantage immense, incontestable pour les malades?

Sans doute nos eaux ne sont plus alors aussi sulfureuses; mais si nombre de malades ont à s'en louer, qu'importe la diminution ou la perte de cet ingrédient? C'est par l'altération qu'elle subit, en devenant alcaline de sulfureuse qu'elle était, que la source Bruzaud a acquis une manière d'agir différente, qu'elle n'aurait jamais eue, si elle avait conservé intact son principe sulfureux; elle serait, comme jadis, l'égale de Barèges ou de Pause; et Cauterets ne pos-

---

(1) En parcourant les paradoxes, qu'il plaît à M. Marchant de publier, sur tout ce qui a rapport à la chaleur de nos fontaines et à leur emploi de chaque jour, on est porté à se demander dans quels thermes et sous quel inspecteur cet écrivain a acquis sa longue expérience des eaux. J'en suis certain, les avis qu'il donne aux médecins, à ce sujet, sont peu fondés. J'aime à croire, en effet, qu'il n'en est aucun qui mérite les reproches qu'il leur adresse, et qui ait assez mal compris l'intérêt de ses malades, pour s'être astreint aveuglément à ce que les règlemens, œuvre des préfets, et dont on n'a que faire en thérapeutique, contiennent sur l'administration et la police des eaux minérales. Qu'il se tranquillise et se rassure donc, pour tout ce qu'on y trouve sur la quotité du temps accordé pour la durée de chaque bain. Au lieu d'une heure toujours fixe et absolue, comme il le prétend, demi-heure est la durée la plus ordinaire d'un bain, parce que c'est celle qui est le plus souvent exigée par l'état des malades et la nature des maladies; mais on en prescrit aussi d'un quart-d'heure, d'une heure et demie, de deux heures, et davantage. Nous en citerons des exemples; or, ces différentes modifications s'exécutent sans égard aucun pour l'intérêt des fermiers, qui y gagnent d'ailleurs au lieu d'y perdre, et qui du reste n'en réclament jamais, à moins que ce ne soit peut-être dans quelque établissement réduit à une seule fontaine fort exiguë et presque dépourvue de chaleur et de principes.

sèderait pas une source ressemblant aux eaux de Plombières.

Certes, ce n'est pas le désir d'improuver qui nous porte à conclure qu'il n'y a pas d'opération plus difficile que celle qui nous occupe ; qu'il n'en est pas qui, dans ses résultats, présente des différences aussi choquantes, des faits aussi contradictoires ; mais les analyses fussent-elles du reste aussi exactes qu'elles sont erronées, ce serait exagérer leur crédit que de prétendre', par leur moyen, éclaircir les applications pratiques dont nos eaux sont susceptibles.

En effet, on ne peut établir que par des recherches directes et spéciales la part d'influence des substances qui minéralisent nos sources, substances dont la thérapeutique ne se sert jamais isolément, et pour lesquelles tout renseignement est impossible.

Ces recherches sont de même insuffisantes pour celles dont la vertu est reconnue ; car l'extrême énergie de nos fontaines n'est jamais en rapport avec les faibles proportions que les analyses y signalent.

Leurs résultats sont de même méconnus, lorsqu'on se sert d'une source sulfureuse active pour remplir différentes indications sous les formes les plus variées ; car, à part la chaleur, calcule-t-on à l'avance ce qu'elle doit conserver de principes pour agir en demi-bains, en injections, et ce calcul est-il possible ?'

Enfin, ces recherches sont nulles encore, puisque de tous les ingrédients qu'on dit y exister, aucun ne saurait être mis en mesure d'agir isolément et par ses vertus propres, à moins de multiplier les suppositions les plus gratuites et de vouloir, à dessein, méconnaître les effets directs ou sympathiques de cet amalgame minéral sur l'organisme.

Et la preuve que les chimistes et les médecins, leurs partisans, n'ont dans ces sortes d'investigations qu'une foi bornée et qu'ils en connaissent le vague, c'est que tous en appellent à l'expérience pour légitimer leurs théories, par des observations nombreuses, recueillies avec assez de soin pour qu'au milieu de leur diversité même on puisse reconnaître les effets primitifs de ceux qui ne sont que secondaires.

Certes, a-t-on dit, guide peu sûr et souvent infidèle, l'analyse n'a plus rien de bien essentiel à nous révéler, quand elle nous a appris qu'une eau n'est pas nuisible; il est au moins certain qu'elle a fait tout ce qu'on peut exiger d'elle lorsqu'elle a déterminé la nature et le nombre des substances contenues dans nos eaux, et fait connaître le plus ou moins de ressemblance des sources de même espèce, ou leur analogie avec des sources nouvelles, mais là finit en effet son importance; aller au-delà serait rétrécir celle de l'observation directe des effets qu'elles produisent, et diminuer les conditions influentes qui, avec la nature des eaux, concourent aux guérisons obtenues, telles que la température, le mode d'administration, etc., sans prétendre jamais attribuer à chacune la part qui ne lui revient que dans l'effet commun.

Mais terminons ces considérations, déjà longues, par ce que j'en écrivais, il y a vingt ans, sur le même sujet. L'eau minérale, disais-je à cette époque, n'est, pour le praticien, qu'un *médicament simple*. Le but unique de toute analyse, étant d'en connaître les ingrédients, le nombre et la nature, cette opération ne devient indispensable ou n'est utile que lorsqu'on peut les employer chacun séparément, et remplir par cette simplification, avec un égal succès, ou mieux encore, une indication déterminée. C'est ainsi que certains principes du *quinquina*, de l'*opium* et autres, sont devenus d'un emploi facile et multiplié. Mais ne prenez de nos eaux que le gaz qu'elles contiennent, et ce remède bienfaisant deviendra un poison subtil; n'avalez que l'alcali et d'autres de leurs sels, et leur action sera nulle ou désagréable; faites, en un mot, qu'elles ne conservent que de la chaleur et de la glairine, et ces eaux deviendront nauséabondes. Tant il est vrai qu'elles ne sont plus elles-mêmes, sans la réunion de leurs principes et leur combinaison la plus intime; *Alibert* adopta cette façon de voir, dans son précis sur les eaux minérales, et d'autres médecins, M. *Marchant* entr'autres, partent de l'extrême ténuité de leurs principes, pour n'y voir jamais un remède composé.

Chapitre XI.

DE L'ANALOGIE DES SOURCES MINÉRALES ET DE LEURS VERTUS
DÉDUITES DE L'OBSERVATION DIRECTE DE LEURS EFFETS.

Si j'ai su rendre ma pensée, on sait déjà ce qu'on doit
attendre de l'analyse des eaux, même des mieux faites, et
qu'il n'en est aucune qui puisse ajouter à nos connaissances sur leur valeur curative. Qui pourrait, en effet, avec
leur secours, se flatter d'en faire une plus heureuse application, et dans ce cas quelle serait donc leur utilité? Oui,
l'examen isolé des propriétés de chacun de leurs principes, très logique en apparence, est une méthode erronée;
je dis plus, elle est impossible en dehors de toute supposition.

Il est fort naturel, sans doute, de chercher à se rendre
raison de ce que l'action des eaux est uniforme ou variée
dans bien des cas, malgré la ressemblance ou la différence
de leurs principes, et à quoi peut se rattacher la spécialité
de quelques-unes. Plusieurs ont, en effet, une façon d'agir
identique qui autorise à les utiliser dans les maux pour
lesquels on les préconise le plus, mais il est également
certain qu'elles opèrent différemment selon les circonstances, et que, pour des indications établies, leur choix
n'est pas indifférent; l'observation est là qui le confirme;
mais où trouver les conditions de cette dissemblance?

Sans s'en enquérir, ceux qui font, à Paris, des livres sur
nos eaux et débitent sur elles mille inexactitudes, distri-
buant leurs faveurs à plaisir, prétendent qu'en outre de la
dissipation et d'agréables passe-temps, il faut préférer Cauterets à Luchon, dans les dartres récentes, et Barèges dans
les anciennes; les unes ou les autres indifféremment dans
les fistules avec ou sans carie, dans *certains catarrhes*, dans
les scrofules, dans les douleurs provenant d'anciennes
plaies, vertus dont jouissaient aussi les Eaux-Bonnes, mais

qui ont périmé et dont il ne reste plus rien que la dénomination, tant redite depuis Bordeu, *d'eau d'Arquebusade*; dans
les phthisies et les catarrhes pulmonaires, les Eaux-Bonnes; et le Mont-d'Or dans les oppressions et les gastrites;
Bussang et Contrexeville dans les douleurs urinaires et la
gravelle. Avez-vous des rhumatismes, allez, disent-ils, à
Bourbonne, à Plombières, Luxeuil ou Balaruc; de même
envoyez vos malades à Forges, Bagnères, à Néris ou Vichi,
si vous avez à combattre des pâles couleurs, la paralysie,
des maladies du foie ou des entrailles; mais préférez St-
Sauveur, si vos nerfs sont malades; n'êtes-vous qu'affaibli,
faites choix des bains de mer, des eaux de Spa, si mieux
vous n'aimez les Eaux-Bonnes ou St-Sauveur (quel rapprochement!); et, terminant ce tableau passablement partial
et tout de fantaisie, ils donnent aux femmes, qui ne vont
aux eaux que dans l'espoir de rajeunir, de rattraper un teint
flétri, une fraîcheur passée, de choisir Cauterets ou Plombières, Aix ou Couterne; mais de fuir le Mont-d'Or ou Vichi,
et, par-dessus tout, Bourbonne ou Balaruc. Dans tous ces
cas, usez de ces sources sans défiance; leur efficacité est
tellement assurée qu'il n'est nul besoin de signaler les circonstances où d'ordinaire elles sont favorables ou contraires.

D'autres, plus consciencieux ou moins empiriques, attribuent cette différence à leur chaleur ou à la prédominence
de certains de leurs principes. Pour eux, l'alcali ou le
soufre unis à une température déterminée, rendraient plusieurs sources curatives des maux de poitrine les plus invétérés, et *Bonnes* et la *Raillère* n'auraient d'aussi imminentes
vertus, que parce qu'elles contiennent de la soude en plus
grande quantité.

Pour tous ces cas, le gaz et les autres principes resteraient
sans action; seulement, quelques sources devraient au gaz
azote d'être parfois lourdes à la digestion, notre Raillère
par exemple, tandis que le plus grand nombre de celles
qui passent pour digestives par excellence, telles que *Mauhourat* et *Pause*, etc., n'auraient jamais semblable inconvénient, et Dieu sait, cependant, si ce gaz y circule! Nos eaux,
et c'est bien dommage, car on avait bâti là-dessus la plus

séduisante théorie, nos eaux, Barèges surtout, ne contiennent point d'alcali à l'état pur ; par lui donc plus de miracles, M. Longchamp en est convenu, et de nouveau le problème est à résoudre. De telles assertions, on en conviendra, sont évidemment inadmissibles, d'abord parce que les faits les réprouvent, et puis encore parce qu'elles détournent du véritable but, qui est d'apprécier expérimentalement et d'après l'observation l'action combinée de chaque source.

Cette action diversement interprétée, et d'une appréciation difficile en raison des individualités, passe particulièrement pour stimulante et constitue *l'excitation*; elle est d'autant plus prononcée, que les principes des eaux sont plus abondants et leur chaleur plus élevée; on peut, du reste, l'affaiblir à volonté en modifiant leur température, et c'est cette circonstance qui fait varier leurs vertus à l'infini et rend la même source applicable à des maladies différentes. Heureuses toutefois les localités à sources sulfureuses où cette modification n'est pas indispensable, et dont la température naturelle se prête de prime-abord à l'emploi qu'on veut en faire; car celles-ci seules ne subissent que peu d'altération, et c'est là sans doute ce qui rend celles de Cauterets préférables à tant d'autres de même nature.

Cette action de nos eaux est si importante que M. Léon Marchant, surtout, la considère comme exclusive; vingt années d'expérience auprès de différents établissements thermaux lui donnent le droit d'établir (1) que ce ne peut être que par cette manière de l'interprêter qu'on peut étendre et simplifier, tout à la fois, la thérapeutique des maladies chroniques, et que peut s'éclairer leur étiologie : « il la considérerait, ainsi qu'on l'a dit, même journal, » comme un critérium absolu, auquel se rapporteraient » tous les cas de traitement par les eaux minérales , et il » ressortirait de cette manière neuve et systématique de » les envisager un moyen rationnel d'appréciation de » leurs propriétés, bien au-dessus des observations empi-

(1) Revue des Eaux, mois d'octobre 1843.

» riques qui laissent flotter l'esprit dans le doute, et font
» de l'hydrologie, non pas une science, mais un métier
» dédaigné des vrais médecins. »

Cette manière de l'envisager ayant aujourd'hui quelque
crédit, et M. Marchant paraissant l'avoir écrite avec conviction, examinons si elle fait mieux concevoir la spécialité de nos fontaines, les contradictions qu'on signale, ce
qu'il faut croire des préjugés répandus à leur sujet, préjugés dont on ne devine point l'origine, dont on n'explique
pas non plus la durée, quoiqu'il soit naturel de les rapporter à la reconnaissance de ceux qu'elles ont guéri, ou à la
conduite équivoque de ceux qui avaient intérêt à propager
de telles croyances. Heureux si, dans les choses où le rai-
sonnement et l'observation doivent servir de guide, nous
ne le rencontrons pas se faisant l'écho de bruits populaires, s'appliquant à les rendre vraisemblables, au lieu d'adop-
ter le doute et l'examen, ces deux creusets de toutes les
erreurs.

Avant *ses recherches*, dit M. Marchant, rien n'avait été
publié sur nos eaux qui pût satisfaire un esprit logique.
Les médecins s'étaient montrés esclaves de la routine et
presque dépourvus de sens commun. *Bordeu*, lui-même,
quoique prime-sautier, n'avait rien dit qui vaille sur les
eaux, rien de très remarquable, du moins. On ne voyait
nulle part posée l'intime liaison des faits, ni la corrélation
de leurs symptômes avec les altérations organiques profondes. Nouveau Sthal, il lui était réservé, ainsi qu'à ses
adeptes, de purger la partie la plus encombrée de cette
étable d'Augias (1).

Un langage aussi positif suppose une entière certitude,
et l'on doit se montrer impatient de savoir en quoi peut
consister cette heureuse trouvaille qui rend surtout très
facile la théorie des maladies chroniques. Rien de si simple, pourtant, et l'on sera surpris que des siècles se soient
écoulés sans que nul esprit transcendant en ait saisi le
mécanisme. Comparant dans leur action les sulfureuses

(1) Revue des Eaux, mois d'octobre 1842.

eaux salines, les acidules, à celles qui contiennent du fer,
notre auteur réduit leurs propriétés à l'*excitation* seule, ou
bien à l'*excitation révulsive*, et, parfois encore, à la *diffusion*;
trois mots magiques à l'aide desquels il a battu ses devan-
ciers.

L'*excitation* serait produite par l'absorption des ingrédients qui les constituent, et comme ils sont de leur
nature inassimilables, il advient que, circulant avec le sang
et la lymphe jusqu'aux derniers recoins de l'organisme,
les gaz et les sels déterminent partout l'agitation. Ainsi
ses principes physiologiques permettent à M. Marchant de
faire franchir à ces substances les bornes de l'absorption;
il n'admet point que les eaux agissent par des titillations,
des impressions particulières sur l'habitude du corps ou les
voies digestives, et que de ces régions s'irradié l'action
bienfaisante de nos thermales; il ignore ou méconnaît
qu'une fois absorbées, ces substances sont nécessairement
élaborées, et qu'il ne peut plus y avoir par elles d'excitation de produite. Il feint d'ignorer encore que la circonstance d'en être instantanément bien ou mal impressionné,
ne s'accorde guère avec les effets de l'absorption, toujours
lents et embarrassés de leur nature.

Aussi, et par suite de ces données, rien de si facile que
sa pathologie : identité dans le point de vue étiologique,
n'importe le siège; identité de même dans les moyens thé-
rapeutiques. Mais, sachez-le bien : « les maladies dépen-
» dantes d'un état exclusivement vital, irritatif, désorga-
» nisateur, ne guérissent jamais par l'excitation minérale.
» Il n'y a de curables, par elle, que celles qui sont produites
» par un mouvement rétrocessif, une cause métastatique,
» une congestion passive; faveur dont elles ne jouissent,
» du reste, que parce qu'elles se tiennent respectueuse-
» ment à distance des organes sensibles, se cramponnent
» tout au plus à leur surface, et qu'il ne leur arrive jamais
» de se faufiler à travers les mailles des tissus, seule cir-
» constance qui puisse produire une véritable irritation,
» genre d'affection que nul moyen direct ne peut attein-
» dre. »—Nous prouverons que nos eaux combattent heu-

5.

reusement des lésions subordonnées uniquement à l'éréthisme ou à la débilité, susceptibles par suite de subir des dégénérescences fâcheuses.

Lorsque, par l'excitation minérale, la maladie aboutit à une solution favorable, et qu'il survient des phénomènes, qui ne tardent pas à se caractériser, alors a lieu la *médication révulsive* : tels des dépôts purulents, différentes excrétions morbides cutanées, etc., que précèdent toujours des mouvements fébriles, ou tout autre phénomène constituant l'*excitation*. En outre, les eaux ont encore la propriété d'être révulsives de deux manières et à deux titres différents : par leur *thermalité* d'abord, à laquelle se rattache l'excitation générale, et par leurs principes fixes et gazeux ensuite ; ceux-ci se trouveraient en puissance d'agir par *diffusion* et d'une manière directe sur le système lymphatique et cutané, circonstance d'où proviendrait leur caractère spécial. Ce qu'il hésite à reconnaître tout-à-fait, avouant que ces diverses actions s'influencent toutes réciproquement, se rappelant sans doute qu'il admet comme essentiel, quelques lignes plus haut, qu'assigner la vertu de chaque ingrédient est impossible, que faire abstraction des autres propriétés pour ne voir que l'action d'une seule, lorsqu'elles agissent d'ensemble, est une erreur ; et quand même, serait-ce avec de semblables aperçus qu'on aurait la prétention de préciser les vertus de nos fontaines, et de faire des révolutions en pathologie?

Ainsi qu'on peut le présumer, M. Marchant fonde son opinion sur des faits. Nous sommes loin d'en nier l'exactitude ; mais il nous est permis de faire observer que, pour les établir, il fait choix de ceux qui favorisent ses idées déterminantes, et qu'il passe à côté de ceux qui les contrarient, ou les atténuent, sans les apercevoir. Il s'empresse, dans ce but, de faire remarquer que la science médicale ne saurait marcher vers la perfection qu'en s'aidant d'une théorie qui puisse discerner et classer les matériaux, et, par de bonnes inductions, établir de nouvelles formules ; qu'il faut dédaigner la clinique proprement dite, parce qu'elle ne saurait avoir de résultats aussi satisfai-

sans, tout ce qui est relatif à ses principes étant si embar-
rassant, si éventuel, si peu certain, qu'on peut toujours
objecter un cas à un cas, une observation à une autre
observation; chose très contrariante, quand on ne reconnaît à nos sulfureuses qu'une puissance d'excitation, et
qu'on n'a foi que dans leur action révulsive; mais, forcée
et obligatoire toutefois, lorsqu'on ne veut voir en médecine
que ce qui la constitue réellement, et qu'on ne cherche
point à soumettre les faits à des idées arrêtées et peu certaines. On ne le sait que trop, les faits perdent de leur
pureté sous l'influence des idées systématiques, et se mo-
difient par elle de plusieurs façons. Il est triste d'avouer, en
effet, qu'il n'est guère d'opinion en faveur de laquelle on
ne puisse en citer; mais des faits négatifs n'infirment point,
dans la question qui nous occupe, les faits positifs que leur
fréquente répétition rend mille fois inébranlables, les faits
négatifs sur lesquels on se base d'ailleurs pouvant être
attribués ici à des circonstances extérieures ou de tempéraments, plutôt qu'à l'action des eaux elles-mêmes.

Au demeurant, M. Marchant, malgré sa longue expérience,
n'en a guère qui lui soient propres; dans ses *recherches* surtout,
il se sert constamment des observations publiées par divers
médecins. Chose très regrettable assurément, lui seul pouvant les écrire d'une manière complète, en style convenable et point vieilli. Il pourrait surtout écarter de ses écrits
ces préventions qui détruisent la confiance, n'étant guidé
par aucune vue sordide, aucun intérêt particulier; point
du moins, par cette coupable prétention, qui veut que l'établissement dans lequel on réside, puisse remplacer tous
les autres, même les dépasser en vertus; accusation dont
il gratifie généreusement ses confrères les médecins des
eaux.

Ce qu'il y a d'heureux surtout dans cette façon d'inter-
préter l'action thérapeutique des eaux minérales, c'est
l'immense avantage de pouvoir renoncer à cette technolo-
gie médicale, qui n'est plus en harmonie avec l'état actuel
de la science, et qui, voulant consacrer une vertu spécifique à chaque source, disait qu'il y avait des eaux *vulnéraires,*

cicatrisantes, *fortifiantes*, *engrosseuses* même, au grand scandale des esprits sévères et positifs. On le voit, la science était en péril; il devenait pressant de remplacer ce langage suranné par un plus rationnel et plus court. Toutefois, M. Marchant se trompe; aucune source n'a jamais eu nom pareil exclusif. On ne leur attribuait semblable aptitude que lorsque des résultats nombreux et tout semblables avaient été souvent obtenus. Mais, dans le sens des idées de M. Marchant lui-même, y a-t-il une meilleure manière d'exprimer le mouvement que les eaux sollicitent? Le résultat de cet effort salutaire n'est-il pas de porter à la peau, aux urines, etc., etc.? Et alors la *révulsion* et ses effets, comme conséquence de leur stimulation, pourrait-elle être mieux déduite et rendue plus évidente que par les expressions *tonique*, *diurétique*, etc., dont les médecins se sont servis à ce sujet? Et qu'ont, du reste, ces dénominations et le caractère de spécialité qu'elles désignent qui démente une vertu aussi manifeste? On ne peut en douter, ils n'ont eu d'autre tort que de ne s'être point servi de vos deux mots sacramentels, et d'avoir tu de même la part exclusive et isolée qu'ont dans ces actes la chaleur et certains de leurs principes, et pourtant, s'ils y fussent parvenus, tout n'eût-il pas été de suite consommé? Au chaos eût dès-lors succédé la lumière, et l'étude des maladies chroniques, comme celle de l'hydrologie médicale, eussent acquis la perfection qu'on dit être prête à se réaliser.

Enfin, et pour une seule classe de maladies seulement, les *névroses pures*, M. Marchant admet, comme exclusivement utiles, des sources à basse température dont l'action n'a presque rien de stimulant, et qu'il considère comme dépressives de la chaleur animale, comme *rafraîchissantes*, et d'autant plus rafraîchissantes que leur chaleur est plus tempérée et moindre que celle du corps humain. Il signale comme telles, *St-Sauveur*, *Salut* et l'*eau courante*. Mais pourquoi pas *Ussat*, *Rieumiset*, les *Eaux-Bonnes* surtout, et d'autres encore dont la chaleur et les principes sont en tout pareils à l'eau de St-Sauveur? Or, conçoit-on que des principes sulfureux, des sels à base de soude, etc., si énergiques

à Luchon et autres lieux, principes qui ont pour spécialité de guérir les plaies à Barèges, les maux de poitrine
à Cauterets, aient ici la vertu de soutirer aux affections nerveuses leur excès de chaleur, de les niveler tout au moins?
Puis les maladies nerveuses reconnaissent-elles le plus souvent pour cause un surcroît de température? Est-il chez la
plupart autre chose qu'une hallucination véritable? Les
douleurs aiguës, des contractions violentes ne les caracté-
risent-elles pas le plus habituellement? Et lorsque ces dernières guérissent par nos eaux, est-il moins rationnel de les
nommer *calmantes*, *antispasmodiques*, que rafraîchissantes
dans les circonstances où la chaleur est en excès et prédomine? Mais voyez un peu la fantaisie : M. Marchant les
nomme rafraîchissantes, uniquement sans doute parce
qu'elles rafraîchissent; ce qui est très logique, on ne saurait mieux dire. Mais alors, pourquoi trouver mauvais, irra-
tionnel et déplacé que, lorsque voulant exprimer les phénomènes secondaires, curatifs, indispensables, provenant de
l'excitation, nous accordions une vertu *vulnéraire* à la source
qui guérit les plaies, une *pectorale emmenagogue*, quand, par
son usage, des règles supprimées ont reparu chez plusieurs,
des toux ont cessé? Une eau n'est-elle point *tonique*, si, par
elle, un très grand nombre deviennent forts et agiles? adou-
cissante, si, par elle, leur peau devient onctueuse et souple, au lieu de *rude* et *sèche* qu'elle était, etc., etc.?

A ce sujet, cependant, son opinion s'est un peu modifiée
(la vérité devant en dépendre); et, tout en maintenant que
ces eaux, réputées *faibles*, salines ou sulfureuses n'importe,
ne sont dépressives de la chaleur animale que parce que
leur température est inférieure à la nôtre propre, il maintient aussi (la vérité devant également en dépendre) qu'é-
tant minéralisées d'une manière assez appréciable, elles
sont *révulsivement excitantes* et susceptibles de provoquer
une solution, des mouvemens critiques, mais à petit bruit,
d'une manière obscure, entièrement à l'instar du Lysis d'Hy-
pocrate; solution qu'il nomme *révulsion diffusible sèche* :
lorsque nous disons, nous, qu'elles ramènent, dans ce cas,
la puissance de la vie à son type normal, et qu'elles en régu-

larisent le plus souvent l'exercice, en en tempèrent l'énergie, en agissant à la façon des émolliens, uniquement pour parler comme tout le monde. Ainsi vous admettez, convenez-en, que ces eaux réunissent à la vertu de rafraîchir celle de révulser en excitant, et cet aveu, très remarquable, fait ressortir plutôt qu'il ne heurte les opinions qu'on tient à honneur de faire oublier.

D'autres concessions échappent encore à notre auteur, et ce ne peut être par inadvertance. Mais ainsi que tous ceux dont les idées sont exagérées et exclusives, arrêté qu'il est par les difficultés, il s'écrie, après avoir mille fois redit, qu'il faut à tout prix provoquer un semblant d'inflammation sur les points altérés de l'organisme, une augmentation flagrante de tous les accidents de la maladie, sans lesquelles les symptômes qui la caractérisent ne viendraient point à se calmer, à se détendre, encore moins à se dissiper, il s'écrie, dis-je, de la modifier indéfiniment, de la diriger avec prudence, d'en surveiller les effets avec attention, de la suspendre parfois; de classer les symptômes selon qu'ils appartiennent à l'organe souffrant lui-même, ou qu'ils sont sympathiquement produits; de calculer enfin toutes les circonstances d'âge, de tempérament, de sexe, soit que la cause en soit *connue* ou *ignorée*. Or, à quoi bon tous ces soins, si, pour vous, tout se borne à deux indications exclusives: à produire *l'excitation, des mouvemens tumultueux, des secousses désordonnées* et *profondes*. Etait-ce bien la peine d'établir des axiomes à si grands frais, et de tant multiplier les commentaires sur des observations qu'on regrette, pour le plus grand nombre, d'avoir été l'objet de traitemens pareils, pour tomber si vite dans les restrictions, et se voir réduit à ne faire qu'une médecine vulgaire?

Ces assertions sont donc sans valeur réelle comme toutes celles qui en découlent pour les cas les plus nombreux. Comment admettre, en effet, que les bains *froids, frais, tièdes*, ont une manière d'agir identique, et sont également dépressifs et dissipateurs de la chaleur humaine; que leur action peut être indifféremment confondue; quand il est bien établi que la susceptibilité individuelle comme la

nature des maladies obligent à préciser d'avance et rigou-
reusement le degré de chaleur auquel on veut soumettre
les malades, sauf à ne point remplir les indications qu'on
a dessein d'atteindre, ou à provoquer un effet tout contraire
et plus dangereux. Peut-on, dans des vues purement systématiques, se faire illusion jusqu'à ne pas convenir des
vérités les moins contestées, à savoir : qu'un froid modéré
est un stimulant avantageux pour l'organisme chez les
personnes bien portantes, peu irritables; tandis qu'un froid
excessif est le plus redoutable ennemi de l'espèce humaine?
Nous avons dit ailleurs (1) tous les dangers dont les bains
froids peuvent être suivis, et énuméré les circonstances
rares où ils ont fait quelquefois du bien, quand, surprise
un instant chez ces individus, l'énergie vitale à pu reprendre son allure ordinaire, sa marche accoutumée.

Comment admettre encore, malgré le talent avec lequel
sont exposés ces aperçus, ce qu'on nous dit de la chaleur
minérale, de sa *transfusion*, de sa complète analogie avec la
chaleur humaine? Pour nous aussi la chaleur de nos eaux
en est le principe le plus actif; l'altérer diminue et change
ses vertus, que nous faisons dépendre de sa combinaison.
Mais nous contestons que la réduire ou l'augmenter, quand
elle est extrême ou à un degré minime, puisse être considéré comme une adultération, et s'autoriser de ce changement pour ne pas en recommander l'usage. Nous ne
croyons pas non plus que ce soit sérieusement qu'on
conseille aux malades de les supporter froides, quand cette
qualité y prédomine, plutôt que d'y ajouter une chaleur
artificielle. Pour des personnes bien portantes, l'avis peut
être utile : mais que de malades et d'affections morbides
différents; de tels moyens rendraient pire!

Enfin, dans ces considérations sur la thermalité, toujours
agréablement rendues, nous saisissons, comme une demi-
concession, faite encore aux idées reçues, et à tout ce qu'on
sait de la manière d'agir d'une chaleur modérée sur l'éco-

(1) Lettre à M. T..., page 36 et suivantes.

nomie animale ; c'est-à-dire qu'elle vivifie sans secousse, accroît nos forces, nous régénère, peut-on dire en quelque sorte ; mais alors comment accepter qu'au même degré et dans les mêmes proportions, elle produise un état fébrile, sollicite sans irriter l'accélération des fluides, etc.; de telle sorte que les congestions passives, les stases humorales seraient brisées, les humeurs sympathiques dissoutes? On ne le peut que quand on désire faire triompher une idée préconçue systématique, et qu'on n'a nul souci de ce qui blesse les idées les mieux établies. Nous ne terminerons pas ces réflexions non plus sans faire remarquer que, grâce à ces efforts et à la transfusion facile des deux chaleurs, humaine et minérale, une autre ère pour les eaux médicinales est prête à commencer ; déjà M. Marchant leur accorde la faculté de rajeunir, et l'on peut s'attendre à ce que ceux qui en useront, selon ses vues, y trouvent bientôt l'immortalité.

Quant à ses axiomes, auxquels il prend à tâche de réduire tout ce qui a rapport à l'hydrologie médicale, et qui ne témoignent que de son engouement pour les idées trop exclusives, singulièrement exagérées, comment y souscrire de même et ne voir qu'en elles le merveilleux avenir qu'il promet à nos thermes ? Il n'y a pas, en effet, plus de vraisemblance à baser uniquement les indications et contre-indications d'une source minérale sur l'origine étiologique des maladies, qu'il n'y en a à prétendre que sa force médicatrice réside exclusivement dans les mouvemens excitateurs et révulsifs qu'elle imprime à l'organisme. Au lieu de les provoquer, en effet, par tout et toujours, ainsi que vous le prétendez, il faut les modérer ou les empêcher le plus souvent. Que si la cause de l'indisposition qui vous est soumise est inappréciable et ignorée ; si, pour la déterminer, tous les moyens d'investigation vous font défaut, pourrez-vous faire votre choix, désigner la fontaine autrement qu'en ayant égard à la nature, à la période, à l'espèce de la maladie, ainsi qu'on vous l'a déjà fait observer, sans donner surtout une attention particulière à la constitution individuelle, à l'activité des sympathies des organes atteints et des viscères les plus importans? La cause, vous étant même connue, pourrez-vous négliger une seule de ces circonstances, sans vous exposer à nuire? à moins que de multiplier empiriquement vos essais, ainsi que vous l'avez fait pour les deux exemples que vous citez, et de promener vos malades de fontaine en faitaine ou d'un therme à l'autre, jusqu'à ce qu'une crise quelconque soit survenue, et ait rendu évidente la cause d'un désordre que votre sagacité n'a pu saisir. Que si des erreurs pareilles sont tous les jours commises, n'est-ce point que, jugeant les affections morbides trop à la légère et le plus souvent sur un seul symptôme curable, assure-t-on par une source connue, vous y dirigez vos malades sans données suffisantes, uniquement d'après vos préventions, par tout ce qu'en publie un vulgaire ignorant, et trompez de la sorte leurs espérances les mieux fondées. Que vont faire la plupart d'entr'eux aux *Eaux-Bonnes*, *St-Sauveur* et autres établissements jouissant d'un crédit que rien ne saurait rendre durable, et dont le bon sens public fera, tôt ou tard, bonne justice? y puiser, le plus souvent, des regrets tardifs; y perdre leur argent et surtout un temps précieux, après lequel une guérison devient difficile, sinon impossible. Qu'allait faire à St-Sauveur, cette fille lymphatique, cacochyme, d'origine écrouelleuse, sujette à une *incontinence d'urine*, racontez-vous, et chez laquelle, sans doute, toutes les fonctions étaient languissantes et la peau sans réaction? Evidemment des eaux fortes lui étaient nécessaires; elles seules pouvaient rendre aux vaisseaux blancs une activité perdue, et redonner à la vessie son ressort détraqué, et opérer ce remue-ménage suivi de sueur et d'éruption qui ont rendu sa guérison complète. —Ici l'excitation révulsive est évidente, mais existe-t-elle dans les faits qui suivent, et que nous pourrions multiplier à l'infini?

PREMIÈRE OBSERVATION. — M. L. V., âgé de 55 ans, de haute stature, d'un tempérament bilieux et très irritable, portait depuis son enfance une dartre sèche au scrotum, et périnée. Cette espèce de *lichen* s'envenimait au printemps, et, durant 15 jours, les joues, les poignets et le dos des mains se couvraient d'une éruption pareille ; elle disparaissait alors sans autre médication que des soins de propreté.

En 1830, après de vifs chagrins et une maladie aiguë de poitrine, pour laquelle il fut saigné, la jambe droite s'enfla, acquit une teinte bleuâtre et se couvrit de petits boutons, avec prurit, d'où suintait parfois une sérosité jaunâtre. En 1839 survinrent des palpitations de cœur, une soif ardente, des tremblemens des bras continuels, et au printemps de la même année, des sueurs si considérables que les couches de son lit en étaient mouillées. On le vit maigrir, perdre l'appétit et le sommeil, et ressentir parfois un froid si vif, surtout pendant la nuit, que des chemises de laine, plusieurs couvertures, de forts édredons, et un appartement continuellement chauffé avaient peine à l'en garantir.—En 1840, à tous ces phénomènes se joignirent plusieurs ulcères à la jambe droite ; les bords en étaient renversés et calleux et d'une sensibilité extrême ; deux d'entr'eux, situés à la maléole externe et sur le trajet des tendons d'achille, étaient chaque nuit, à deux heures du matin, le siège d'une douleur atroce. Diverses médications avaient échoué ; des bains d'eau de Coquelicot et de Morèle atténuaient seuls la douleur. L'opium et d'autres narcotiques, en rendant le sommeil profond, retardait son retour, mais ils ne la diminuaient, ni ne la faisaient cesser. Les saignées, les purgatifs, les sudorifiques étaient restés sans effet. Les applications d'onguent napolitain augmentaient l'érosion, etc. L'existence de M. L. V. était un martyre, et il était résigné à vivre ainsi lorsqu'il se décida à venir à nos eaux, dans lesquelles, du reste, il n'avait qu'une faible confiance.

Vingt pédiluves d'eau de *Rieumiset*, d'une heure et demie chaque, pris le matin et le soir, dix jours de suite, firent cesser les palpitations de cœur et les tremblements ; il put porter aisément le verre à la bouche, *seulement* la jambe malade *enflait* prodigieusement dans le bain ; la gauche, un peu aussi ; mais, pendant la nuit, l'enflure se dissipait.

Le onzième jour, le pédiluve du matin fut remplacé par un demi-bain de 40 minutes (à 30°. R.) aux *Espagnols*. La jambe fut sensiblement irritée ; il y eut malaise, palpitation et un léger tremblement, un peu plus de soif mais pas de *gonflement*.

Le pédiluve du soir, à *Rieumiset*, fit du bien, mais ramena *l'enflure*.

M. L. V. prit aussi 20 demi-bains aux *Espagnols*, et autant de pédiluves à *Rieumiset*. On vit alors l'éruption se flétrir, quelque boutons se former au visage et aux poignets, et les ulcères s'effacer, hors les deux où était ressentie la douleur si aiguë de la nuit; il mangea davantage et la digestion était facile. Ce régime fut continué dix jours encore; il but en outre deux verres d'eau des *Espagnols*, le matin, et autant le soir. Les premières verrées lui causèrent une agitation pareille à celle du premier demi-bain. Mais, à dater de ce moment, la palpitation ni le tremblement n'ont plus reparu.

Des affaires importantes, et peut-être l'ennui, lui firent quitter Cauterets malgré mes instances, et il eut à s'en repentir; car tous les ulcères se rouvrirent; il perdit le sommeil, l'appétit et le peu d'embonpoint qu'il avait repris. Il revint de nouveau, fin d'août, et reprit les bains et les eaux de la même manière; mais avec un si grand succès, qu'à la fin de septembre, il ne conservait plus de sa hideuse affection que la plaie située à la maléole externe, encore avait-elle diminué et pris un aspect meilleur. Mais, chose étrange, et c'est le seul accident que les eaux aient provoqué, l'enflure que determinèrent au début les pédiluves de *Rieumiset*, fut cette fois causée par ceux des *Espagnols*, et point du tout par les premières. A quoi pouvait tenir une action si singulière? J'oubliais de raconter qu'à dater du 8 septembre, M. L.-V. but chaque jour six verrées d'eau des *Espagnols*, et que la douleur de la nuit, quoique plus faible, revenant toujours aussi régulièrement, je lui fis prendre, en se couchant, une pilule composée de deux grains sulfate de quinine, un quart de grain extrait thébaïque et de réglisse, qui, cette fois, furent supportés et réussirent... Mais que voit-on ici? Au lieu d'une *excitation* manifestée par des sueurs, de la fièvre ou tout autre phénomène, d'exubérance vitale passagère, des sueurs énervantes cesser;

une sensibilité exaspérée, redevenue peu à peu normale ; un travail éruptif d'ulcération s'effacer un peu chaque jour, à toute heure; un état spasmodique brisé sans secousses; enfin, les modifications vitales les plus extraordinaires s'effectuer avec une régularité remarquable, et le bien s'établir d'une manière si complète, que M. L.-V. jouit depuis ce moment de la meilleure santé possible.

DEUXIÈME OBSERVATION. — A la suite d'une pleuropéripneumonie violente, qui, du 27 février au 2 mars 1843, se termina par un épanchement de pus dans l'intérieur de la poitrine, Mlle D..., d'Agen, âgée d'environ six ans, d'une taille allongée, d'une complexion frêle et délicate, portait, à son arrivée à Cauterets, le 10 juillet, une ouverture fistuleuse dans l'intervalle des deux dernières vraies côtes du thorax gauche, d'où découlait un pus abondant. Aucun moyen n'avait pu le tarir. Cette partie du thorax était aplatie et déformée, par le seul fait d'un commencement d'adhésion des deux plèvres d'abord, mais aussi par l'amoindrissement du poumon du même côté. La respiration était courte, il n'existait pas de toux, et je ne reconnus point, par l'excitation immédiate, l'embarras dans le mouvement respiratoire, et le râle muqueux que ses médecins disaient avoir remarqué avant son départ d'Agen et de Toulouse. Mais la chaleur, la fièvre, les sueurs, la diarrhée étaient considérables, l'amaigrissement extrême; elle était dégoûtée, et si inquiète, si irascible, qu'alors comme plus tard je ne pus jamais l'approcher sans la faire pleurer ou lui causer des accès de colère effrayants; dans ces momens elle menaçait de suffoquer, et l'écoulement augmentait prodigieusement. Du reste, des compresses fénétrées, appliquées trois ou quatre fois par jour, était le seul pansement qu'elle permît.

Son médecin ordinaire aurait voulu l'envoyer à Barèges. M. *Viguerie* préféra Cauterets, à cause de l'état du poumon; faisant observer que l'eau de la source la *Raillère*, en boisson, n'a pas d'analogue à *Barèges*; j'ajouterai, ni nulle part, quand l'emploi en est fait convenablement. J'avoue cependant que, dans un cas aussi désespéré, comptant peu sur son action, je donnais pour conseil aux parens de repartir; ce qui, pour le moment toutefois, était impossible.

Deux demi-verrées d'eau de cette source, bue à l'établissement, et coupée avec du lait, et un demi-bain de dix minutes, n° 4, pris le 15 juillet, jour où elle parut un peu mieux, la rendirent si faible que je la crus perdue.

Il y eut plusieurs selles fétides, et la suppuration devint ichoreuse. Jusqu'au 27 juillet, bains et eaux furent suspendus; elle ne prit que du bouillon à la purée, deux ou trois petites cueillerées de sirop de quinquina et de l'eau de gomme.

La nuit du 28 ayant été passable, elle but deux demi-verrées d'eau de la *Raillère* transportée, dans l'espace d'une heure, et, cette fois, elle fut supportée sans symptôme de réaction aucun. Cette quantité fut continuée à domicile ou à l'établissement, selon que le temps le permettait; nous y joignîmes quelque demi-bains par intervalles, et, le 18 août, déjà la fièvre et les sueurs avaient cessé, la suppuration était moins abondante, et le pus mieux lié; l'appétit et les forces étaient sensiblement augmentés aussi; la diarrhée qui continuait, nous donnait seule de l'inquiétude; l'usage du chocolat y mit fin, et, à dater du 20 août jusqu'à fin septembre, Mlle D... but et se baigna régulièrement à la *Raillère*. On dirigea sur le point du thorax malade, durant le bain et en guise de douches, des injections avec l'eau du bain elle-même, chose à laquelle elle eut quelque peine à consentir. Enfin, la suppuration tarit insensiblement; la fistule se ferma; et l'enfant acquit assez d'embonpoint et de forces pour s'occuper à la poupée, et faire de longues promenades à âne d'abord, et puis à pied.

Chez cet enfant, on vient de le voir, il fallut soigneusement éviter, pour la guérir, toute espèce d'excitation; il n'est apparu, sur aucun point de l'organisme, de phénomène caractérisant la révulsion. L'eau de la *Raillère* a porté son action au contraire sur la partie malade; elle a favorisé insensiblement la cicatrisation du foyer, d'où s'échappait cette immense suppuration, et rendu complète l'adhérence des deux plèvres.

J'ai vu, de même, un nommé *Duclos*, du *Gers*, atteint d'une fistule au côté droit du thorax, résulat d'un empième négligé, terminaison fâcheuse, mais prévue, d'une pleurésie des plus intenses, guérir par l'usage des eaux de la *Raillère*, la deuxième année, et après un séjour chaque fois de 40 jours. Chez cet homme, qui n'a conservé de cette terrible affection que le dos un peu voûté et de la maigreur, la guérison s'opéra comme dans l'observation ci-dessus, peu à peu, d'une manière insensible et sans le moindre symptôme de réaction. Seulement, nous remarquâmes les phénomènes suivans, qui nous semblent mériter une sérieuse attention. « Les bains entiers provoquaient, » par la fistule, des jets de pus, autant sans doute par » l'effet de la pression du liquide sur le thorax, que par » son action stimulante sur toute l'habitude cutanée. Les » demi-bains, au contraire (et il finit par ne faire usage » que de ceux-ci), ralentissaient la sécrétion du pus, et em- » pêchaient sa sortie en diminuant les facultés contractiles » du poumon, de telle sorte qu'alors il n'y avait d'éva- » cuation de produite que par l'effet de la toux ou par » de fortes expirations. » Ce fait prouve la nécessité qu'il y a de faire concourir l'action des demi-bains, des pédiluves, avec la boisson de nos eaux; de commencer même par eux, même dans les pulmonies avec *irritation artérielle*, *hémorragique*, ainsi qu'on va le voir tout-à-l'heure; et contrairement à ce qu'on nous dit des *Eaux-Bonnes*, où les bains sont rarement prescrits, et où il est si difficile d'en avoir.

TROISIÈME OBSERVATION. — M. Vig..., âgé de 40 ans environ, autrefois robuste et vigoureux, fut atteint en 1839, après des excès de tout genre, de fièvre très intermittente, avec gonflement de la rate. Celui-ci ne céda point à l'emploi du sulfate de quinine ni à d'autres remèdes. Bientôt la poitrine devint oppressée, et, par intervalle, M. Vig... rendait du sang à pleine bouche. Il eut de la fièvre, fut dégoûté et maigrit. En avril 1843, et sans avant-coureur d'aucune espèce, survint une nouvelle hémorragie, d'autres accès de fièvre tierce, et un engorgement plus grand de la rate.

Le sulfate de quinine et le lactate de fer guérirent la fièvre et diminuèrent l'engorgement, mais celui-ci étant encore considérable, et tout faisant présumer que dans ce viscère seul résidait la cause de pareils accidens, on crut devoir lui prescrire des douches, malgré cette disposition hémorragique si intense; et il fut dirigé sur Cauterets.

Je fus d'un avis différent. Et je me bornai à lui prescrire des demi-bains aux *Espagnols*, et de l'eau de la *Raillère* ou de *Mauhourat* pour boisson (M. Vig... ne pouvant se rendre à l'établissement, et la chaise à porteur lui causant du vertige et des maux de cœur); ces eaux furent péniblement digérées. Il essaya alors celle des *Espagnols*, coupée avec de la tisane de chiendent qui passa bien. Encouragé par ce premier succès, il l'a but régulièrement, et en porta la dose jusqu'à 3 verrées chaque matin, sans rien ressentir de particulier. Ce traitement se composa de 31 demi-bains et de 82 verrées d'eau. L'engorgement se fondit, l'appétit devint considérable, il respira aisément, et récupéra une partie de son embonpoint; il n'y eut pas d'autre hémorragie. On voit ici l'heureux effet des demi-bains, et de la boisson d'une source excitante, la moins utile contre de semblables affections. Tant il est vrai que les tempéramens changent d'une manière infinie leur façon d'agir ordinaire; mais sans excitation ni révulsion, sur lesquelles toutefois il était si naturel de compter. La résolution par les eaux s'est opérée par l'organe lui-même, et le malade, ainsi qu'il le disait, n'en a pas été plus éprouvé que s'il n'avait fait usage que de l'eau du Gave.

QUATRIÈME OBSERVATION. — M. Ch...., des environs de la Rochelle, 36 ans, constitution assez vigoureuse, éprouvait depuis quelques années de légères congestions cérébrales qui, apparaissant et augmentant après les repas, le forcèrent à suivre un régime végétal, à se priver de café et de boissons alcooliques, et à se faire appliquer de temps en temps des sangsues à l'anus.

En 1841, il commença à ressentir dans les membres inférieurs un sentiment de faiblesse et des douleurs sourdes, qu'il attribua naturellement à la fatigue que lui causait l'excrcice de sa profession, et il ne s'en préoccupa nullement. Bientôt ces symptômes augmentant d'intensité, et la douleur s'étant particulièrement fixée au genou, il en fut frappé; mais ce qui lui inspirait surtout des craintes sérieuses, ce fut l'impuissance génitale presque complète qui, depuis long-temps, accompagnait la faiblesse musculaire; son médecin, diagnostiqua un commencement d'affection de la partie inférieure de la moelle épinière. Malgré l'iodure de potassium, des frictions aromatiques sur le rachis et des bains alcalins, la faiblesse musculaire et l'impuissance persistèrent. En juin 1843, un engourdissement et une faiblesse plus grande se manifestèrent au pied droit; on eut recours alors à des moyens plus énergiques, à des ventouses scarifiées, à de nouvelles applications de sangsues à l'anus, à des purgatifs, mais sans succès remarquable.

Fortifier le rachis me parut l'indication importante à remplir, et des douches furent la médication préférée; mais la susceptibilité cérébrale étant encore à ménager, j'envoyai le malade à l'établissement du *Bois*, à cause de l'eau elle-même éminemment tonique d'abord, et aussi parce que les cabinets étant spacieux et bien aérés, toute congestion nouvelle était impossible, ou moins probable, et les sueurs empêchées. 90 verrées d'eau de la *Raillère* et *Mauhourat*, et 40 douches, dont 20 de 20 minutes, et un égal nombre de demi-heure, produisirent le résultat que nous en attendions. L'engourdissement du pied droit disparut, et les forces s'accrurent d'une manière si prononcée que M. Ch... put aller de son pied visiter le lac de Gaube, se rendre à cheval à Gavarnie et revenir le lendemain sans trop de fatigue. J'ai tout lieu de croire que l'impuissance aura cessé de même... Où sont encore ici le déplacement *révulsif, l'excitation* désordonnée ou critique exigée par M. Marchant, pour toute action favorable par les eaux minérales? Les eaux n'ont-elles pas agi uniquement comme fortifiantes, et directement sur les systèmes nerveux et musculaire affaiblis? Il est incontestable, en effet, qu'elles se sont bornées à régulariser l'action vitale, et à rendre la nutrition meilleure.

CINQUIÈME OBSERVATION. — M. le marquis de B..., âgé de

60 ans, maigre et irritable, quoique d'un tempérament lymphatique, guéri une première fois en 1828, par les eaux de la
Raillère, d'une gastro-hépatite chronique, avec essouffle-
ment et toux férine, vint de nouveau, en 1842, faire en sorte
d'atténuer sinon détruire entièrement un rhume qui l'avait
tourmenté tout l'hiver, et que compliquait une inflammation légère des amygdales et de la muqueuse du larinx, et
surtout un engorgement considérable de toutes les glandes
cervicales, une véritable *ganglionite*, affections contre lesquelles avaient échoué différentes médications, celles d'iode
surtout, que le malade ne'put supporter, et qui lui causaient
constamment des vomissemens douloureux. La respiration,
chez M. de B., était gênée, râleuse; couché sur le dos,
il menaçait de suffoquer. L'expectoration était abondante
mais visqueuse; il était sans appétit et dormait peu.

Je crus devoir faire précéder l'emploi des eaux d'une application de dix sangsues à l'épigastre. 15 demi-bains de la
Raillère n° 14, et 45 verrées d'eau de cette source, mitigée
par du sirop de gomme, adoucirent la toux, et dégagè-
rent les amigdales et la respiration. 18 autres demi-bains
et 54 verrées d'eau ajoutèrent à ce mieux-être, rendirent
les crachats mûrs épais surtout au réveil, et diminuèrent des
deux tiers les engorgemens des glandes cervicales. A notre
grand regret, M. de B. quitta Cauterets, bien persuadé que
les eaux avaient produit tout le bien qu'il pouvait en attendre, et que, puisqu'il avait rattrapé le sommeil et l'appétit,
il serait peut-être dangereux d'insister sur leur usage. Il
emporta 50 verrées d'eau de César, on lui en a expédié plusieurs caisses depuis, et le mieux inespéré s'est maintenu.
Or, dans ce qui est survenu à M. de B., aperçoit-on un seul
phénomène qu'on puisse rapporter à la révulsion? L'éréthisme des voies aériennes et celui des glandes tuméfiées
n'a-t-il pas été brisé sur les organes souffrants eux-mêmes?
Chez lui, les eaux ont agi comme *altérantes*; elles ont ramené
les facultés vitales de ces régions à leur état normal, mais il
n'est apparu aucun de ces mouvemens qui caractérisent
l'excitation, rien qui établisse cette action *générale* et *spéciale*, résultat isolé de la thermalité pour l'une, et des prin-

6.

cipes fixes et gazeux pour l'autre, si tranchées et si importantes dans l'opinion de nos antagonistes.

Qu'il nous serait facile de multiplier nos citations et de prouver qu'il y a une exagération outrée à vouloir que l'unique puissance des eaux consiste dans l'excitation, et qu'elles ne s'appliquent avec avantage que dans les maladies qui reconnaissent pour cause une humeur déviée, une diathèse évidente, une congestion passive; mais nous ajouterons, ce qui est pire, qu'il serait tout aussi facile d'établir, qu'il y a souvent danger et toujours imprudence à provoquer les efforts médicateurs qui leur sont propres, même dans les affections morbides où les causes mécaniques, matérielles, etc., sont incontestables. En voici un exemple sur mille :

SIXIÈME OBSERVATION. — M. de C., né délicat et de mince complexion, avait toujours vécu sagement, il avait l'esprit chagrin, et redoutait les souffrances; ce qui le rendait timide et excessivement soigneux de sa personne. Sans cause connue, le scrotum se couvrit d'une éruption très rouge, avec douleur insupportable; long-temps elle vint et passa sans rien faire; mais bientôt le bulbe de chaque poil en devint alternativement le siège, et, dans chaque bouton, se formait un peu de sérosité avec prurit; puis, du sixième au huitième jour, ces boutons séchaient et formaient une croûte qui, en se détachant, ne laissait pas de trace. Quoique cette affection dermoïde fut plus gênante que douloureuse, M. de C. s'en préoccupa beaucoup. L'extraction des poils, au moment où la peau commençait à rougir, les faisaient avorter.

Des sangsues, des lotions émollientes, les préparations de plomb, diverses pommades, des purgatifs, les bains de *Louëchs* et de *St-Sauveur* ne lui avaient fait ni bien ni mal. Toutes les fonctions, d'ailleurs, s'effectuaient à merveille. Venu à Cauterets, en 1841, les eaux et les bains de la *Raillère* avaient singulièrement ralenti et modifié la marche de ce travail éruptif; mais, n'étant point complètement guéri, dès ces premiers 15 jours, M. de C. trouva que les eaux agissaient trop lentement, qu'il perdait son temps; il fut désireux de passer à une source plus énergique et plus sulfureuse que la *Raillère;* son conseil portait, du reste, qu'il fallait user et boire sans ménagement des eaux les plus fortes, unique moyen de provoquer des sueurs et de le débarrasser de cette infection; mes avis ne furent point écoutés, et le 10 juillet le malade but trois verrées d'eau des *Espagnols*, et se baigna à cette même fontaine; bien plus, et pour hâter la secousse dont on lui avait vanté l'efficacité, il prit, au moment du coucher, un bain de fauteuil dans la même eau transportée, dont la chaleur était de 31° (Réaumur).

Jusqu'au 18, il n'y eut aucun changement de produit : alors, il se sentit plus fort, mieux disposé; le scrotum devint animé comme au début, des boutons parurent aux cuisses et au bas-ventre, et M. de C.... de se rejouir: mais le 32e jour, 27 juillet, dans la nuit, il ressentit des douleurs si atroces à l'estomac, aux entrailles, et surtout dans les membres, qu'il poussait les hauts cris et ne souffrait pas le moindre attouchement. Il y eut dyssenterie, épreintes continuelles, et une si grande agitation qu'on eût pu le croire atteint de la chorée... Le 2 août, M. de C... fut plus calme et partit, mais, le 21, il m'écrivit de chez un ami :

« Mon dérangement d'entrailles s'est arrêté tout natu-
» rellement pendant la route; mais, depuis ce moment, mon
» estomac ne fait plus ses fonctions. J'en souffre et il est
» tendu. Mon éruption reparaît de temps à autre, en pe-
» tits boutons rouges et sensibles. Ce qui me prouve que
» je ne suis pas guéri. Je crains donc que vos eaux m'aient
» fait peu de bien de ce côté, et beaucoup de mal au fond de
» ma santé. Aussi, et quoique le proverbe recommande de
» ne point dire : *fontaine, je ne boirai pas de ton eau*, je crois
» pouvoir assurer que je ne boirai plus de celle des *Espa-*
» *gnols*, étant convaincu que c'est elle qui m'a fait mal. »

Sans doute l'empirisme ne jugeant que sur les résultats a beaucoup trop multiplié les vertus de nos eaux; par erreur ou ignorance il a pu croire à leur omnipotence médicatrice; mais ne serait-ce point dédaigner l'expérience aussi et nier ce que ces faits et beaucoup d'autres confirment, que de réduire leur manière d'agir à une unité qui n'est, dit

Anglada, ni dans la nature, ni dans les intérêts de la pratique? Non, hâtons-nous de le dire, les effets de nos eaux sont loin de se rattacher à cette manière d'agir uniforme à l'excitation; ce n'est pas en stimulant, on vient de s'en convaincre, qu'elles agissent dans la majeure partie des cas où elles réussissent. Une telle médication est trop facile à constater, les résultats en sont trop évidents pour qu'on puisse s'y méprendre ou ne pas en convenir.

Que des médecins qui n'admettent dans les maux que nous éprouvons que des quantités de l'action vitale, ne reconnaissent à nos sulfureuses que cette seule aptitude, je le conçois : ils dédaignent ou méconnaissent les anomalies, et se plaisent à confondre des notions distinctes ; ils n'envisagent ainsi un objet très compliqué que sous une face unique, et établissent contrairement des rapports de causalité que l'esprit ne peut saisir, et contre lesquels dépose l'expérience ; ce qui revient à dire, nous racontait M. *Lordat*, « que les inclinations perverses, les vices, les préjugés, » toutes les habitudes morales, les parologismes, le goût » exclusif pour un art ou pour une étude particulière, dé- » rivent d'un excès ou d'un défaut d'action de la part de » l'intelligence. » Forcément donc, il faut reconnaître la faculté qu'elles ont de ramener la puissance vitale à son type ordinaire, et d'en régulariser l'exercice autrement que par des perturbations et une excitation désordonnée. Il est, en effet, des maux nombreux, des douleurs cruelles, etc., guéris par nos eaux différentes, sans crise sensible, sans changement dans les excrétions, et si promptement, quelquefois, qu'on ne sait de quel état de l'organisme les faire dépendre; comme il résulte de leur aptitude curative graduée, quoique ressemblante, que les unes nuisent là où les autres conviennent parfaitement, et que la *Raillère*, par exemple, atténue et guérit des maux qu'ont exaspérés *Pause* ou *Luchon*, quoique le pouvoir stimulant de cette eau minéro-thermale, soit établi par d'autres faits qu'ont à leur tour soulagé *Rieumiset* et *St-Sauveur*, ou toute autre.

Tout ce qu'on dit de même de la révulsion, comme résultat obligé d'une exaltation locale, suivie ou non suivie d'excrétion matérielle, n'est ni plus vrai ni mieux établi. A ce sujet, il n'est pas indifférent de rendre à ce mot son acception ordinaire, et de faire remarquer que, dans tout ce qui a rapport à la manière d'agir des eaux, on suppose très souvent la révulsion là où elle n'est pas, et que l'on indique l'opération qu'elle désigne dans des cas où elle ne saurait trouver sa place.

Il y a *révulsion*, disait-on autrefois, lorsque, sous l'influence d'un agent quelconque, les humeurs sont retirées d'un point où elles affluent trop abondamment et attirées vers un autre, et, par cette excitation sympathique, produisent une métastase.

Exciter une révulsion s'entend aujourd'hui d'une stimulation exercée sur un organe, dans l'espoir de voir cesser l'irritation d'un autre organe ; elle ne serait, ainsi, que ce changement lui-même dans le siège de l'irritation.

Jadis on lui reconnaissait pour caractère propre de mieux s'appliquer aux maladies aiguës et violentes qu'aux affections lentes et chroniques, et l'on conçoit que, dans ces affections à marche hâtive, l'exaltation de la sensibilité se prêtât à l'action prompte des révulsifs et imprimât aux oscillations vitales une bonne direction, un aboutissant favorable ; tandis que les facultés lentement et sourdement modifiées des secondes, n'offrant aucune de ces allures vives et tranchées, rien de cette mobilité qui dispose l'organisme aux réactions bienfaisantes, ce procédé devait être rarement curatif d'affections où l'état fluxionnaire ne peut avoir une grande importance, ni se réaliser dans un point éloigné de l'organe envahi.

Dirigée contre des fluxions qui sont encore dans l'acte de leur formation, on ne doit la provoquer que par des moyens extérieurs, le plus ordinairement du dedans au dehors, jamais de l'extérieur à l'intérieur, et toujours sur un organe moins important que l'organe malade.

Ces conditions de la révulsion savamment appréciées par M. Tailhade, dans ses lettres sur Capbern et plus particulièrement dans un mémoire critique, encore inédit, conçu sur les principes du grand Barthez, rendent plus incertaine cette manière d'agir des eaux minérales, si l'on réfléchit que, d'après deux lois de notre économie, les modificateurs quels qu'ils soient font sentir leur influence sur un organe surexcité ou débile, ce qui, proverbialement, a fait dire *que les eaux vont toujours à la partie malade*. Qui n'a vu, en effet, l'ingestion d'une substance irritante alcoolique ou autre aviver une plaie ou une inflammation située sur des parties éloignées de l'estomac où ces excitans sont reçus?

Mais, si ce fait est prouvé, il est également incontestable que la faiblesse relative d'un organe le rend l'aboutissant de ces sortes d'impressions, et que de cette cause dépend aussi le bon effet des alimens, lorsqu'après de longs travaux intellectuels ou un exercice violent et prolongé, ceux-ci font sentir leur impression restaurante à la tête ou aux extrémités, avant d'avoir subi aucune élaboration digestive.

Si tout cela doit avoir lieu pour que la révulsion soit produite, où sont les faits, parmi ceux qu'on cite à dessein, qui en réunissent les conditions? « Les uns, en effet, pré- » sentent des guérisons où nulle excitation visible n'est » produite et dans lesquelles cette médication n'a pu se » faire, car l'excitation doit précéder constamment l'acte » de la révulsion ; d'autres, et le plus grand nombre, attes- » tent que l'action des eaux ne s'est exercée que sur les » organes malades eux-mêmes ; ici ce sont des irritations » du foie, guéries par des évacuations alvines ou le retour » d'hémorroïdes supprimées; des phlegmasies des voies » digestives que les eaux exaspèrent, des maladies de poi- » trine rendues pires ou guéries, mais toujours alors par » l'effet d'une excitation réfléchie sur les poumons eux- » mêmes, l'expectoration devenant abondante sans douleur » aucune ni tout autre signe fâcheux. » Enfin, il n'est pas jusqu'aux faits où l'excitation révulsive s'établit, sur des points autres que ceux où les maladies ont leur siège, qui ne puissent donner lieu à des interprétations diverses toutes plausibles; « que voit-on, en effet, dans une leucor- » rhée guérie par le rétablissement des sueurs des pieds; » une névrose épigastrique guérie par le retour à la peau » d'une gale supprimée; un catarrhe des poumons, alter-

» nant avec une efflorescence dartreuse, guéri par un dépôt
» sous l'aisselle? sinon une cause humorale, déplacée par
» une irritation prédominante qui, une fois résolue, a permis
» à l'affection déplacée de reprendre son siège primitif.
» D'abord, il n'y a pas eu guérison; le déplacement n'en est
» pas une, et il est vraisemblable que nos eaux, en portant
» leur action directe sur l'*uterus*, l'estomac et la poitrine,
» ont plus contribué à rappeler ces divers phénomènes sur
» l'habitude cutanée qu'en agissant sur cette dernière; la
» nature, elle ou des écarts de régime, avaient produit
» une révulsion fâcheuse; mais les eaux, en rappelant ces
» premiers accidents, n'ont rien déplacé, et ici leur action
» directe n'a point agi comme révulsive. »

Mais alors, observe-t-on, vous ne tenez aucun compte des
phénomènes d'excitation suscités par les eaux. Telle n'est
pas notre pensée; nous disons seulement qu'ils ne constituent point une révulsion, et qu'il n'y a de nouveau, dans la
manière dont nos réformateurs conçoivent la guérison des
maladies chroniques, par l'excitation minérale, que d'avoir
substitué un mécanisme imaginaire à un mécanisme positif,
une idée fausse à une idée exacte, l'erreur à la vérité, et de
prétendre sans raison que nos fontaines guérissent par
révulsion lorsqu'on disait avant eux, et à juste titre, que
c'était en substituant un mode aigu à un mode chronique;
cette interprétation seule est la conséquence immédiate des
faits, et il n'y a rien de difficile à concevoir, rien de gratuit
à supposer, qu'en convertissant les maladies chroniques en
aiguës on leur imprime un simulacre de cette marche vive
et rapide, incompatible avec la durée qui est le partage des
premières.

Que si de ces considérations il résulte que la révulsion
n'a pas lieu dans la majeure partie des cas où ces Messieurs
la voient, les distinctions qu'ils en font en *révulsion générale* ou *spéciale*, *diffusible sèche*, *diffusible humide*, sont sans
importance, puisque de pareilles divisions n'ont aucun
avantage pratique, qu'il n'est pas de circonstance où l'on
puisse préférer l'une à l'autre, et qu'aux eaux surtout on
n'a nul moyen de les provoquer à volonté.

La révulsion toutefois, par suite de l'action des eaux, n'en a pas moins lieu fréquemment dans des maladies différentes. Nous disons, en effet, que la révulsion se réalise, lorsque dans une affection dartreuse par exemple, un état meilleur de l'estomac, des digestions faciles, des urines plutôt chargées que copieuses, font que la peau s'améliore, que le prurit diminue, que l'éruption tarit sans que nul travail sécréteur de la peau se manifeste ; il y a révulsion, disons-nous encore, lorsque dans une affection chronique de la muqueuse des poumons, nous voyons nos eaux mettre fin à la toux, à l'expectoration qui la suit, à cette habitude comme fluxionnaire qui l'entretient, et pour laquelle le travail d'inflammation qui s'y passe semble insuffisant, en provoquant de fortes transpirations et en causant à l'individu un sentiment de force et de bien-être qui annonce le retour d'une bonne harmonie entre des fonctions aussi importantes.

La révulsion est manifeste aussi, lorsque nos eaux font cesser des douleurs épigastriques, des entrailles ou des reins, en provoquant d'autres douleurs aux jointures en rendant la peau onctueuse et douce et le sommeil calme et régulier ; elle est également prouvée, lorsque d'autres douleurs vagues, indéterminées, sans siège fixe, suite de traitemens peu rationnels ou d'un régime peu convenable, cessent brusquement par des blennorrhagies abondantes ou l'apparition d'éruptions sans caractère.

Enfin, la révulsion produite par nos eaux est incontestable dans des maux nerveux, les suffocations hystériques, quand elles mettent fin à certaines susceptibilités de nos organes qui les rappellent ou les entretiennent, en rendant toute l'habitude cutanée douce et souple, au lieu d'aride et rugueuse qu'elle était, effet curatif plus complet, toutefois, s'il survient une sueur des pieds ou des aisselles auparavant inconnue.

C'est donc par une aptitude très prononcée de nos eaux à stimuler les voies rénales et cutanées que s'effectuent le plus familièrement les sécrétions curatives dont nous venons de parler ; et l'on voit que si parfois elles sont cri-

tiques et entraînent hors du corps des produits matériels,
bien souvent aussi elles brisent et dissipent des spasmes
intérieurs et servent à détourner des congestions fluxionnaires ; mais les dispositions individuelles, en en atténuant
plus ou moins l'énergie, portent coup à leur influence, et
ce jeu vital, ce rapport sympathique des reins à l'habitude
du corps, et réciproquement, étant interrompu ou vicieusement établi, on sent combien leur emploi présente des
difficultés et jusqu'à quel point importe le choix des sources.

Nos eaux concourent donc éminemment à la production
des sueurs, à la sécrétion plus grande des urines, à la toni-
cité de l'organe respiratoire, et sur ces vertus est fondé l'art
de les employer au traitement d'une foule de maladies ; mais
n'admettre en elles que leur qualité d'excitation ou d'inci-
tation révulsive, c'est tacitement convenir que toujours, et
dans tous les cas, elles sont les succédanées les unes des
autres ; que toutes, quelle que soit leur nature, produisent
des effets analogues, sont douées des mêmes vertus, sont
propres aux mêmes usages ; prétention absurde, chaque
jour démentie par l'expérience, les salines opérant différemment que les martiales, et les motifs qu'on a de préférer
l'une ou l'autre de nos sulfureuses étant fondés sur des propriétés incontestables.

C'est ainsi que nos eaux les plus énergiques se bornent
souvent à régulariser les forces radicales, à améliorer la
nutrition sans provoquer la moindre sympathie ; à n'agir,
en un mot, dans des cas d'anorexie, de diarrhée asthé-
nique, que par leur vertu tonique, l'appétit augmentant
peu à peu, les digestions devenant faciles, les évacuations
plus rares et cesser enfin sans que le cerveau, la poitrine
ou l'abdomen participent en aucune manière à leur action.

Ces considérations faciles à constater sont l'expression
vraie des vertus que possèdent nos sources ; elles ne sauraient être l'objet d'un doute que pour ceux qui font métier de déclamer contre elles et pour leurs prosélytes qu'ils
disent fort nombreux ; sans doute, l'imagination parfois a
pu être facilement frappée des phénomènes peu communs
qu'elles produisent ; dans des temps reculés, un effet inat-

tendu dans un cas désespéré a pu outrer la reconnaissance
et faire crier au miracle (nous l'avons déjà dit); mais qui
se rattache aujourd'hui à de telles explications, et quel peut
être le but de suppositions pareilles ? Sur qui portent ces
reproches, renouvelés des Grecs, adressés récemment encore à ceux qui s'occupent de l'hydrologie médicale ? (1).

Que des hommes qui les connaissent si mal conservent
sur les eaux de si pitoyables préventions, c'est ce qu'on a
peine à concevoir; mais puisqu'il en est de tels, qu'ils vivent dans leur scepticisme; s'ils jouissent de quelque crédit
et que des malades les consultent, qu'ils veuillent bien se
rappeler que, dans leur opinion, les lieux différents d'eaux
thermales sont les *oubliettes* des médecins qui envoient
mourir, loin de leurs yeux et hors de leur responsabi-
lité, les malades pour lesquels ils ne savent plus que faire ;
qu'ils essaient du moins, leur incrédulité l'exige, d'autres
voyages, d'un autre air, d'une nourriture différente, d'autres habitudes; qu'ils gardent de même près d'eux ces infirmes imbus de leurs doctrines, qui s'agitent, courent après les
plaisirs qui les fuient, qui ne sont aux eaux que pour ne pas
les prendre, et qui, par cette vie toute de tourmente, usent
le peu de force qui leur reste et sont d'un exemple entraînant et toujours fâcheux.

Certes, sans dédaigner les circonstances nouvelles au milieu desquelles les malades se trouvent placés et dont l'influence est certaine dans les maux où prédomine l'irritabilité nerveuse, nous désirons, nous, et contrairement aux
idées qu'ils se forment, des malades confiants, isolés de tout
passe-temps agréable, fatigués, ennuyés d'un tel séjour,
n'étant aux eaux que pour en user comme les affections le
comportent, et qui, pour guérir, observent strictement les
avis qu'on leur donne; pour eux, nous nous résumons, et
nous concluons, en terminant,

1° Qu'il est contraire aux faits de prétendre que la puissance médicatrice des eaux n'est utile que contre des cir-

(1) Journal des Connaissances utiles.

constances étiologiques exclusives, susceptible de n'être neutralisées que par des actes révulsifs;

2° Qu'il est des cas où elles n'agissent que d'une manière obscure, *résolutive*, *altérante*, *sédative*, *tonique*; faculté précieuse dépendant de leur combinaison particulière et sur laquelle reposent sans doute les préférences qu'ont les unes sur les autres et qu'il importe beaucoup de mieux approfondir;

3° Que les eaux thermales, quelle que soit leur nature, ont toutes, dans une infinité de maladies, une vertu d'excitation plus ou moins puissante, et qu'il faut l'apprécier et la déterminer, non point d'après la prédominance de tel ou tel de leurs principes, mais *d'après l'action spéciale du composé minéral sur nos organes digestif et cutané, et les phénomènes secondaires provoqués par cette première impression*;

4° Qu'il est particulier, même ordinaire, aux eaux sulfureuses de réveiller les sympathies réciproques des entrailles avec le système urinaire et la peau; aux gazeuses, de surexciter les nerfs, l'encéphale et les voies urinaires; aux salines, d'agir exclusivement sur le tube alimentaire et d'y centraliser toute leur activité; aux eaux martiales, de régulariser la nutrition, perfectionner l'hémathose, relever le ton des organes à fibre musculaire, le cœur, l'utérus, les muscles eux-mêmes, plus lentement mais aussi bien que les eaux sulfureuses, et d'en rendre libres et faciles les mouvemens et les fonctions;

5° Que le degré différent de leur température rend cet effet obscur, sensible ou très saillant, non point en diminuant les forces par la douleur et la fièvre, mais en régularisant l'action vitale, les sécrétions, provoquant ainsi une meilleure nutrition des forces et la disparition du mal sans crise apparente, sans désordre aucun, sans maladie nouvelle ou déplacée;

6° Que souvent, et selon que l'emploi en est prudent et ménagé, des accidents nerveux, de simples congestions, les tissus n'étant point profondément altérés, cessent ou diminuent par l'effet de l'action révulsive des eaux, qui détermine dans ces cas l'apparition inattendue d'anciens exu-

toires, des règles supprimées, des hémorroïdes, différents
exanthèmes, ou donne de l'activité à une suppuration
établie ; le tout sans agitation sensible, sans fièvre manifeste,
sans autre phénomène d'exaltation que le retour de ces
fonctions suspendues ou de ces maladies arrêtées.

7° Parfois, de semblables résultats sont précédés d'une
extrême agitation ; les phénomènes propres à la maladie
acquièrent une plus grande intensité ; de lente et embar-
rassée qu'elle était, elle devient aiguë et rapide ; quand l'excitation tourne à bien, on se félicite de l'avoir produite ;
mais combien de mécomptes à signaler ! Certes, il y a une
différence immense entre deux maladies de poitrine dont
l'une guérit, par l'emploi rationnel des moyens ordinaires,
le retour d'une fonction intervertie, un mouvement critique quelconque, naturellement amené ou provoqué par
une stimulation sanctionnée par l'expérience, et celle que
rien ne change ni ne modifie, et pour laquelle nulle crise
n'est possible. Cette différence, souvent insaisissable, n'est
établie que par l'événement : rien n'explique, en effet, la
persévérante tendance de cette dernière à la désorganisation, à une terminaison fâcheuse ; on ne sait pourquoi les
symptômes trompent ici et en imposent ; mais, dans les deux
cas, l'irritation est flagrante, point exclusivement sympathique, et le succès des eaux tient non pas à la connaissance
de *l'action étiologique de ces deux maladies ni à leur durée*
(qu'importent les causes quand elles sont réalisées et profondes !), mais à ce que les secousses imprimées aux organes de la digestion et à l'habitude du corps ne se réfléchissent, dans le premier cas, ni au cœur, ni aux tissus malades
eux-mêmes, mais portent leur action sur les voies exécré-
toires avec la continuité convenable : de là, la nécessité
d'en surveiller sévèrement les effets, d'en modifier ou d'en
augmenter la dose, et *d'éviter*, *avec le plus grand soin*, ces
grands mouvements de la vitalité dont les personnes timides
s'effraient avec raison, et que les téméraires systématiques
louent avec une exagération ridicule.

Mais, on le voit, la connaissance de ces attributions de
nos eaux demeurerait stérile, si on ne savait les prescrire à

propos. Il importe, en effet, d'en bien diriger l'action, de proportionner leur efficacité aux indications qui en sollicitent l'usage; il faut surtout bien apprécier le degré d'irritabilité des voies digestives; disposer convenablement celle du système tégumentaire; prévenir toute exaltation cérébrale, se méfier d'une circulation trop animée; dissiper les congestions sans jamais oublier la constitution du malade, son idiosincrasie, son âge, ses habitudes, ses appétits, et autant que possible le siège, les causes et le caractère de son affection. Ces particularités sont d'une si grande importance que les négliger serait un tort grave; et, malgré certaines exceptions, cette négligence pourrait être suivie d'accidens fâcheux et de vifs regrets.

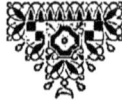

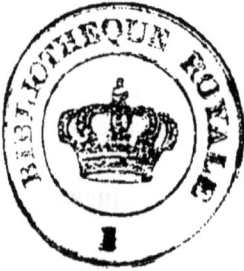

Chapitre X.

SOURCES DU SUD.

La Raillère.

La Raillère, source reine des Pyrénées, n'est pas celle de nos fontaines la plus anciennement connue, puisque sa découverte ne date que de 1600; mais ses vertus l'ont rendue la plus célèbre.

Bâti sur une très grande plate-forme d'où paraissent le Gave de Cauterets et la gracieuse cascade de Lutour, cet établissement est beaucoup trop étendu, et, chose malheureuse, on s'est bien moins attaché à le rendre commode qu'élégant; en quoi même on n'a nullement réussi.

Son entrée est décorée d'un portique en marbre; un vestibule, au fond duquel coule l'eau que boivent les malades, le divise en deux portions égales, composées chacune de onze cabinets de bains, dont quatre en marbre poli, précédés d'une pièce d'attente; les autres sont moins beaux, mais de grandeur pareille; tous s'ouvrent dans des corridors bien éclairés. Au milieu de l'aile gauche se trouve une salle à cheminée qui sert de point de réunion; les chauffoirs en occupent l'extrémité; en dehors et du même côté sont d'autres bâtimens.

Le cabinet de secours occupe l'extrémité de l'aile droite; le n° 9 est le cabinet consacré à la douche, formé de marbre aussi, mais obscur, mal entendu et privé d'ajutages flexibles et de robinets convenablement disposés, pour bien diriger la colonne du liquide selon les besoins du malade et la situation des parties qu'on désire soumettre à son influence; chose déplorable dans un établissement de cette importance, attendu que, sous ses formes diverses, l'emploi en est souvent indispensable.

Au-dessus est une vaste salle; il eût mieux valu, sans doute, la posséder au rez-de-chaussée dans un endroit aussi battu des vents dans la saison d'hiver; mais alors il eût fallu ramasser davantage l'édifice, ce qui eût donné la faculté de conserver la chaleur de l'eau toujours égale, et placer, en dehors des bains, les salons de réunion ou tout autres, nécessaires au service; il y eût eu à cela avantages réels pour les malades et grande économie d'argent; toutes choses dont MM. les architectes et consorts ne s'enquièrent guère.

Les baignoires sont en marbre poli (1); deux robinets, l'un d'eau chaude naturelle et l'autre de la même eau refroidie, fournissent à chaque bain; cette eau réside dans des réservoirs clos et accolés à l'établissement; directement de la source partent le filet de la douche et celui de la buvette.

L'eau tempérée des six derniers bains de l'aile gauche n'est pas de l'eau de la *Raillère* refroidie; c'est une source à part qu'on a recueillie et que j'appelle *la petite Raillère*; moins minéralisée et moins chaude que la source-mère, elle tient le milieu entre *Plaa* et cette dernière, ce qui est souvent utile.

Propriétés physiques. — L'eau de la *Raillère,* très onctueuse au toucher, est sensiblement plus pesante que l'eau distillée; abondante, limpide, d'une saveur douceâtre et d'une odeur sulfureuse proportionnée à l'action plus ou moins continue de l'air atmosphérique, elle dépose dans ses conduits et réservoirs une matière molle et glaireuse de couleur blanche; sa température est de 33° Réaumur, et de 32 à la *buvette;* dans les cabinets, elle varie de 26 à 30.

Propriétés chimiques. — Des indices fournis par les analyses, on déduit qu'elle possède un *hydrosulfate* de soude et point un sulfure, du carbonate de soude, du chlorure de so-

_____

(1) Les baignoires de *bois* sont moins propres et l'on répugne généralement à s'y mettre; cependant la température s'y maintient constamment égale, tandis qu'un sentiment de froid dérange dans celles de marbre, malgré la précaution d'en augmenter la chaleur exigée. Il serait donc utile, pour un grand nombre de cas, d'avoir des cuves de bois ou de fer-blanc, la précision étant alors de rigueur. Ceci serait préférable au couvercle proposé pour prévenir ou retarder l'action décomposante de l'air.

dium, de la silice, de la glairine; elle dégage aussi du gaz azote.

Nous ne précisons pas les quantités, pour ne pas ajouter aux disparates publiés dans toutes les analyses connues, même les plus récentes, celle de MM. *Orfila* et *Fontan* ne concordant pas davantage avec celle de M. Longchamp que la sienne avec celle des chimistes, ses prédécesseurs. Nous dirons seulement que les proportions *d'hydrosulfate* ne sauraient, ainsi que le dit M *Orfila*, servir de guide pour remplir une indication donnée, la température et les autres ingrédiens devant être pris en grande considération, car l'eau du Pré en contient moins que la *Raillère*; beaucoup moins par conséquent que *César* et *Barèges*; et ses vertus stimulantes égalent celles de ses fontaines et les dépassent.

Propriétés médicales. — L'eau de la *Raillère* produit les plus heureux effets dans les affections de poitrine rebelles à maints traitemens, ainsi que l'attestent des milliers de cures authentiques; prise à temps, elle éloigne, ce qui est mieux, ces maux cruels, difficiles à guérir et incurables quand les poumons sont trop profondément altérés. Un de ses attributs est de soulager et de guérir aussi *les phlegmasies chroniques de la gorge, avec ou sans aphonie*, quand l'arrière-bouche et le larynx n'ont pas encore subi de dégénérescences fâcheuses. Des vomissemens, rebelles à maints traitemens, et qu'il était naturel, par suite, d'attribuer à des lésions graves de l'estomac, ont cessé pour toujours par son usage. Combien de maux d'estomac encore, causes de leucorrhées chez les femmes et de fatigantes digestions chez les hommes, ont été guéris par l'eau de la *Raillère*, lorsque les meilleures médications n'amenaient aucun résultat; ses vertus rendent aussi cette source recommandable dans les catarrhes de vessie que des eaux plus douces ne soulagent point et que d'autres plus actives exaspèrent.

Enfin, aucune ne produit sur l'organisme une aussi agréable influence; les centres nerveux en ressentent l'impression comme celle d'une odeur suave; au lieu de réagir ils se détendent; la circulation se ralentit, les oscillations vitales reprennent leur marche accoutumée; l'irritabilité redevient normale, les muscles comme les viscères s'agitent sans malaise ni douleur; les sécrétions suspendues recommencent; tout joue dans l'organisme d'une manière régulière, et c'est par ce mécanisme, résultat de son *heureuse combinaison*, qu'elle produit parfois la résolution surprenante de ces maladies cruelles, cutanées ou autres, dont rien n'a pu arrêter le dénoûment funeste.

On se rappelle cette femme d'Auch, Mme B......., qui, deux années de suite, vint y soigner une tumeur glanduleuse du sein gauche déjà douloureuse et échymosée, et que guérirent, chaque fois, l'eau et les demi-bains de la *Raillère*, en provoquant de légères sueurs et des urines plus chargées que copieuses. Mais, hâtons-nous de le dire, cette eau n'est pas bonne à toutes choses; des circonstances de tempérament, des complications insaisissables nous obligent même, dans des maladies ressemblantes, à recourir à d'autres eaux et à tous les auxiliaires de l'hygiène et de la pharmacie.

« M. B.-Z., du Gers (40 années), d'un tempérament excessivement irritable, était depuis six ans affecté d'une dartre *squammeuse humide;* hors la figure et les mains, tout le corps en était couvert.

». Cette éruption se présentait constamment avec des symptômes d'une phlogose aiguë qui durait vingt jours environ; puis venait une abondante suppuration des follicules cutanés et les squammes se formaient; les extrémités restaient énormément gorgées.

» Les saignées et tous les antiphlogistiques avaient aggravé son état; les eaux de *Luchon, Barèges*, nos bains des *Espagnols* et du *Bois* l'avaient aussi rendu pire; *Rieumiset* avait été également contraire; le *deutoxide de mercure* en pommade, secondé par l'usage des pilules de scille et de digitale, était le seul antidartreux qui eût paru lui faire un peu de bien.

» 90 verrées d'eau de la *Raillère* et 30 bains d'une heure de la même fontaine détergèrent les ulcères cutanés, mirent fin à l'inflammation et rendirent la marche si facile que

M. B.-Z. promena 4 à 5 heures par jour. Au moment du départ, la peau était rude encore et les malléoles gorgées ; il n'y eut pas de recrudescence l'hiver ; M. B.-Z. vint consolider la guérison l'année suivante. »

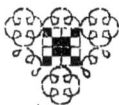

Chapitre XI.

PLAA OU SAINT-SAUVEUR.

Le peu de chaleur et les autres vertus de cette source lui ont valu la dénomination de *St-Sauveur*. Elle possède, en effet, les propriétés de cette eau renommée.

Situé à la gauche du chemin de la *Raillère* au *Pré*, un peu plus bas que ce dernier, *Plaa* est un établissement d'une grande simplicité; les cabinets, au nombre de 10, en sont étroits. La source naît auprès du bâtiment; elle est pure et sans mélange.

L'eau de *Plaa* est claire et onctueuse, elle charrie et dépose une matière grasse; le goût en est douceâtre; sa température, à la source, est de 26° 1[2.

On la réchauffe pour ajouter, quand le cas l'exige, à sa chaleur naturelle; car on sait combien la plus petite différence de température influe sur la manière d'agir d'une eau minérale; mais cette chaleur devrait lui être communiquée sans porter atteinte au principe sulfureux, et il s'en faut que le procédé suivi n'ait pas cet inconvénient.

Les bains de *Plaa* ne conviennent qu'aux personnes délicates; aussi sont-ils efficaces dans les efflorescences dartreuses dépendantes d'une irritation hépatique, dans les ardeurs d'entrailles, les phlegmasies chroniques de l'utérus et de la vessie, ou les irritations de ces organes sympathiquement produites par une congestion hémorroïdale; ils sont surtout d'un grand secours dans les affections nerveuses où la méthode tempérante trouve une application utile; ils échouent au contraire quand ces maux ont pour cause un état *d'asthénie* que soulagent les toniques diffusibles. Ces maux, du reste, on ne sait souvent à quel état de l'organisme les rapporter; nous savons seulement que la sensibilité est en jeu, que sa résistance est manifeste; mais qui l'impressionne alors? Dans les cas douteux, quand cette facilité de réaction est devenue habituelle, nos bains de *Plaa* et de *Bruzaud*, de la *Raillère* ou *Rieumiset*, pris seuls ou en alternant, introduisent dans l'état des forces de dispositions différentes d'où dérive une santé meilleure; *Barthez* et ses élèves ont retiré des succès signalés de cette méthode heureuse mais hardie.

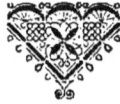

Chapitre XII.

SOURCE DU PRÉ.

Cet établissement, d'une forme singulière, est bâti dans un endroit resserré, sauvage, et bruyant à cause du torrent qui, dans cet endroit, tombe avec une violence extrême ; la source et les bains sont garantis de toute atteinte par des parapets formés de blocs de granit qui jadis obstruaient le lit du Gave et rendaient son courant embarrassé ; de nouveaux travaux et la plus active surveillance pourront seuls les préserver ; on y trouve seize cabinets de bains et une douche.

L'eau du *Pré* est limpide et rude au toucher ; elle dépose et charrie peu de matière gélatineuse ; sa saveur en est âpre et son odeur sulfureuse sensible, sa température de 38° (R).

La couleur noire et le sulfure obtenu par les sels de plomb et d'argent y sont presque aussi considérables qu'à la *Raillère* et *César*, et l'analise *précise* n'y décèle toutefois qu'une très petite quantité d'hydrosulfate.

Cette eau a quelque chose de styptique qui nous la fait assimiler à celle de *Luchon ;* est-ce qu'elle contiendrait de l'alumine, ainsi qu'on le présume de ces dernières, ou bien cette qualité ne proviendrait-elle pas de ce qu'ayant moins de glairine, tous les sels y sont à nu ? Ainsi le carbonate alcalin ne serait donc pas la cause unique de l'onctuosité de nos fontaines.

Si l'on réfléchit que les principes constituants de l'eau du *Pré* diffèrent peu de ceux de la source *Mauhourat*, on a peine à concevoir pourquoi cette fontaine ne jouit pas, pour la boisson, d'une vogue pareille. Pourquoi convient-elle en effet à si peu de malades et agit-elle ou comme irritante chez les uns, ou comme lourde et indigeste chez les autres ? C'est ce que les analyses n'expliquent point. Ses bains et ses douches jouissent d'une toute autre célébrité et leur vertu est si positive dans maints états morbides que cet établissement est un des plus importans de ceux que Cauterets possède.

Les phlegmasies, les névroses pures s'accommodent mal de l'eau du *Pré;* il faut, dans les maladies qui en réclament l'usage, bien ménager les sujets au début; mais, dans les vieux rhumatismes où l'asthénie prédomine, dans les engorgemens glanduleux, les sciatiques de personnes à fibre molle, cette source est peut-être à préférer à *Pause* et *Barèges.* Elle produit aussi de bons effets chez les dartreux de même tempérament; elle est de même le remède assuré ou un auxiliaire précieux contre les humeurs froides, les ulcères sanieux et atoniques et les autres maux de la diathèse écrouelleuse. Cette eau convient éminemment lorsqu'il faut vivement stimuler les parties qu'on soumet à son action; de là ce bien, souvent inattendu, que procurent les douches du *Pré* dans des cas où nos autres fontaines sont restées impuissantes.

M. F., chirurgien, souffrant de rhumatismes et sujet à des gastralgies cruelles, venait chaque année se baigner au *Pré* et toujours avec succès; un ulcère cancéreux lui étant venu au nez, l'eau du *Pré* en lotion apaisait ses douleurs pour plusieurs heures; les médicamens et les autres sources restaient sans effet. N'est-il pas des modifications de la sensibilité que nous ne connaissons pas? Mais nos eaux possèdent aussi des propriétés qu'on ne peut comprendre.

Chapitre XIII.

MAUHOURAT.

On se rappelle tout ce que j'ai dit ailleurs de l'antre de *Mauhourat* et de sa cascade; on n'a oublié ni sa roche quart-zeuse, ni les vapeurs dont l'odeur et la chaleur repoussaient, ni le torrent ni sa chute.

La source naît au fond de la grotte et coule dans un canal de bois où les buveurs la puisent; les roches qui la couvrent sont calcaires et granitiques; on ne saurait assigner le trajet qu'elle parcourt : la situation périlleuse de cette fontaine ne permet pas qu'on y construise des bains.

Cette eau est limpide et peu mucilagineuse; aussi dépose-t-elle peu de cette substance molle et grasse signalée dans toutes; âpre au goût, elle répand une odeur d'œuf cuit; sa chaleur est de 40° (Réaumur). Elle contient moins d'hy-drosulfate de soude que la *Raillère* et les *Espagnols*, malgré la ressemblance des effets obtenus par les réactifs et son action vivement stimulante ; elle en contient même moins que *St-Sauveur*. Guidez-vous ensuite sur ces notions quand vous avez à remplir une indication utile !

Mauhourat comme *la Raillère* est sans analogue parmi les sources sulfureuses des Pyrénées. Il n'existe pas d'eau plus facile à digérer et qui convienne à un plus grand nombre de tempéraments et de maladies chroniques. Elle est le diurétique par excellence: C'est par son action sur l'estomac promptement réfléchie sur les reins, à la manière d'un coup électrique, que l'eau de *Mauhourat* agit si efficacement dans les gastralgies et les gastrites; ne faisant que glisser sur ce viscère, la révulsion est si imminente qu'il n'en résulte presque jamais de stimulation fâcheuse ni sur lui ni sur aucun autre organe. C'est cette action soudaine qu'exprime le peuple, en disant qu'elle précipite celle de la *Raillère*, et qui s'autorise de cette circonstance pour en abuser si souvent.

Les vomissements habituels et les diarrhées *asthéniques*, suite d'irritations méconnues ou négligées, guérissent souvent par son usage; dans ces états morbides il advient que l'eau de la *Raillère* pèse et fatigue sans jamais amener toutefois le vomissement, ainsi qu'on se plaît à le répéter d'après *Bordeu* qui, lui aussi, publiait tout ce qu'on en racontait d'un peu singulier. Cet effet est dû évidemment à sa faible température et à sa nature gélatineuse (ce qui est particulier de même à *St-Sauveur* et à l'eau du *Bois*), et point du tout à l'action du gaz azote, dont l'influence fâcheuse cesserait par l'eau de *Mauhourat*, c'est-à-dire par l'action du gaz azote lui-même dont cette source est également fournie : ce qui s'appelle se complaire dans l'absurde ! Ainsi tombe cette autre partie du même système qui veut que deux à trois jours d'usage de l'eau de *Mauhourat* rendent tolérable celle de la *Raillère*, ce qui certes ne serait qu'un prêté pour un rendu, la *Raillère* lui faisant souvent même service dans les maux d'estomac si diversement nuancés.

Des leuchorrées simples avec érosion de la muqueuse, dans lesquelles l'asthénie est imminente ou l'irritation peu prononcée, affections qui ont pour cause un allaitement suspendu ou toute autre de nature métastatique, trouvent dans cette fontaine un remède comme la pharmacie n'en possède point; dans *l'asthme humide*, les affections catarrhales, lorsque des mucosités engouent la poitrine et que l'eau de la *Raillère*, loin d'agir convenablement, fatigue l'estomac et n'active point l'expectoration, *Mauhourat*, comme *César*, produit les effets les plus heureux et l'on ne saurait assez la louer.

« Un jeune homme bilieux et sujet à éprouver de temps
» en temps des fièvres intermittentes, fut attaqué d'une
» fièvre maligne, sur la fin de laquelle sa langue se para-
» lysa. La maladie habituelle ayant reparu, la langue se
» dénoua, et la poitrine contracta un embarras qui fut dis-
» sipé par une évacuation copieuse de matière purulente,
» par les crachats; dès lors survinrent la fièvre lente, la
» diarrhée, le marasme et l'enflure des pieds; d'ailleurs,
» le malade ne pouvait, depuis trois mois, se tenir couché

» sur le dos, et le moindre mouvement le mettait hors d'ha-
» leine. Les eaux de Cauterets, de la fontaine *la Raillère* ne
» produisirent presque point d'effet, presque point d'éva-
» cuation ; celles de la source *Mauhourat* excitèrent les cra-
» chats et diminuèrent, par-là, la suffocation ; *l'estomac* fit
» aussi ses fonctions un peu mieux, et les forces du corps
» s'augmentèrent ; au printemps suivant le malade cracha
» de nouveau le sang et le pus ; la fièvre et la suffocation
» se réveillèrent ; l'usage de l'eau de *Mauhourat* eut alors
» un succès si heureux, que le malade jouit depuis d'une
» santé robuste, excepté que sa langue est restée sujette
» à des attaques de paralysie qui reviennent de temps en
» temps. — *Bordeu*, obs. CXV. »

Chapitre XIV.

BAINS DU BOIS.

Un élégant édifice a remplacé cette hutte misérable sous laquelle s'étaient opérées les guérisons qui ont fait la réputation de cette source. Il y a quatre cabinets de bains, des simulacres de douches dans chacun et deux piscines ; optimiste par excellence, l'auteur d'un article de dictionnaire sur nos eaux prétend que cet établissement est parfait et qu'il réunit toutes les commodités désirables. C'est ne pas être difficile ; nous pensons qu'on aurait pu mieux faire, et que les piscines et les appartemens du 1er, surtout, sont un hors-d'œuvre, ce qui fait que quatre bains bien petits, bien resserrés, ont coûté 30,000 fr.

Malgré l'exemple de *Barèges* où l'impossibilité de faire autrement oblige les malades à prendre des bains en commun, ce mode est vicieux en tout point ; il ne convient pas, en effet, d'imposer une égale température à des malades, possédant des dispositions vitales très différentes ; le bain collectif n'est plus de mise aujourd'hui, dit Anglada, à Cauterets surtout, où chacun peut se baigner à l'aise et selon ses besoins ; le bain individuel réunit seul les conditions de durée et de température qui font le bain fort ou le bain doux, indispensable au caractère de la maladie et à la susceptibilité des tempéraments. En effet, qui ne sait que, selon l'habitude, la maladie ou la constitution, tel individu est peu ému par un bain chaud, tandis qu'un autre le soutient péniblement ?

L'eau du *Bois* est limpide et très onctueuse ; aucune ne charrie ni ne dépose une aussi grande quantité de barégine ; sa chaleur est de 37°, beaucoup moindre qu'à *Mauhourat* et le *Pré*, quoique son élévation soit de plusieurs toises au-dessus, contrairement aux observations géologiques. Elle contient mêmes principes que les précédentes.

L'eau du *Bois* est le remède par excellence pour les rhumatismes avec contracture, que n'ont pu guérir d'autres eaux ni la pharmacie; les gens du peuple la préfèrent, pour leurs douleurs, à nos autres fontaines et à toutes celles des Pyrénées; et, d'habitude, ils ont à s'en louer; ses vertus ne sont pas irrévocablement fixées, Bordeu n'a rien dit des cas où elle nuit.

On la boit peu ou pas du tout, l'expérience ayant appris qu'elle était indigeste; cet inconvénient pourrait-il être attribué à la grande quantité de gélatine qu'elle contient? Mais l'eau du *Pré* est indigeste aussi, et cette substance est loin d'y prédominer. C'est néanmoins une singularité fort remarquable que de voir deux fontaines, placées si près de *Mauhourat* et possédant les mêmes principes que cette source, différer de vertus d'une façon aussi prononcée.

Sa manière d'agir principale est de rendre aux organes la mesure de leurs forces naturelles, en titillant les houppes nerveuses et les imprégnant de mucilage et de vie; elle réussit mieux que *le Pré*, mieux que *Pause* et *Barèges* aussi, dans les maladies avec érétisme vasculaire, dans les caries, les ulcères, les ankiloses, les dermatoses anciennes, chez les sujets d'un tempérament plus irritable que débile et humoral.

La fontaine des *Yeux* ou de *Bayard* et celle des *OEufs* ne sont point utilisées; la première passe pour bonne dans les ophtalmies atoniques; Bayard de Pau, qui lui donna son nom, y guérit d'une pareille affection, mais il est le seul, je crois, qui ait eu à s'en louer. Plusieurs regrettent que la seconde soit délaissée; mais quelle est l'indication que ne puissent remplir aussi avantageusement le *Bois* et le *Pré*, *César* ou les *Espagnols?*

Chapitre XV.

César et les Espagnols.

Ces sources jaillissent près des ruines de l'ancien Cauterets et dans des lieux peu accessibles.; le chemin en est pénible; il eût été facile toutefois de le rendre commode et d'en faire, pour Cauterets, une promenade agréable; la descente de ces eaux dans le village rend ce projet comme non avenu ; mais ne pourrait-il pas être un jour l'objet de regrets tardifs ?

L'établissement de *César* est le plus élevé de ceux de l'est, il passe pour être de construction romaine. On croit généralement que le capitaine fameux dont il porte le nom le fit construire et l'utilisa pour ses soldats; peut-être n'a-t-il été nommé *César* qu'à raison de ses grandes vertus dans les plaies anciennes; un hôpital temporaire, établi à Cauterets dans les premières années de la révolution, et des résultats identiques, tous les jours renouvelés, prouvèrent surabondamment l'efficacité des eaux de *César*, *Pause* et *les Espagnols*, dans toutes les maladies pour lesquelles Barèges s'est acquis une si juste célébrité.

Deux cabinets de bains et un cabinet à douche, espèce de souterrain où la source tombe en masse, remplacent l'ancienne piscine voûtée.

L'eau de César est limpide et moins onctueuse en apparence que la *Raillère* et le *Bois*, particularité qui tient à sa température élevée (41° Réaumur).

C'est celle de nos fontaines qui contient la plus grande quantité d'hydrosulfate. Ses autres ingrédients s'y trouvent également dans des proportions plus considérables. Aussi les surpasse-t-elle en énergie, et ne faut-il la boire qu'avec réserve.

Ces proportions plus grandes et l'intime combinaison de ses principes font qu'elle supporte le transport aussi bien qu'aucune autre source connue. C'est elle que l'on vend sous le nom d'*eau minérale de Cauterets*, et que boivent le phthisique et le catarrheux, lorsqu'ils se pourvoient dans les dépôts des grandes villes.

» Mademoiselle **M. L.**, d'une complexion des plus irrita-
» bles, sujette depuis 30 années à des coliques néfrétiques
» violentes, est constamment soulagée par les eaux de *César*
» transportées; un de ces jours, et pour la première fois, elle
» a rejeté un gravier long de 7 lignes de forme crochue et
» de couleur noirâtre. »

Un fort degré de sensibilité, une irritation profonde des voies digestives contr'indiquent la boisson de l'eau de *César*, aucune ne ranimant la circulation d'une manière aussi active. Aussi est-elle le meilleur moyen curatif de l'asthme humide et des engorgements lymphatiques; elle rivalise de vertu avec *Barèges*, l'eau du *Bois* et des *Espagnols*, dans les rhumatismes invétérés et dans les paralysies où l'on ne doit que stimuler puissamment le cerveau et le cœur, pouvant ici recevoir impunément de violentes commotions. On l'emploie de même et avec un égal succès lorsqu'il faut favoriser un travail suppuratif, rouvrir une plaie, en extraire des esquilles ou tout autre corps étranger, dilater des humeurs et rendre la carie des os accessible à son action.

« Un jeune prêtre, atteint d'une carie scrofuleuse au talon,
» avait, trois années de suite, pris en vain les eaux et les
» douches de *Barèges;* l'eau de *César* diminua la plaie des
» deux tiers dans l'espace de 40 jours; deux fois, depuis, ce
» prêtre est venu consolider sa guérison et ruiner une dia-
» thèse lymphatique prononcée. »

La source des *Espagnols* surgit au-dessous de *César* et touche à l'établissement de *Pause*. Ces bains n'étaient autrefois qu'une piscine où les gens du peuple, et particulièrement les Espagnols, se *baignaient* en commun. Son nom lui vient de cette circonstance sans doute, ou peut-être aussi de l'usage qu'en fit la reine *Abarca d'Aragon* au 8me siècle. Cette piscine fut convertie en cabinets en 1808, époque où Louis, roi de Hollande, vint y guérir d'une affection de la colonne épinière.

L'eau des *Espagnols*, onctueuse et douce, charrie et dépose de la glairine en quantité; son odeur sulfureuse est piquante, sa saveur plus désagrable que celle des autres sources; sa température est de 39° Réaumur.

Les personnes irritables et pléthoriques doivent en user avec ménagement. Ses vertus étant analogues à *César*, il faut la prescrire uniquement lorsqu'on a dessein de produire une excitation révulsive, de résoudre des indurations lymphatiques, et en pédiluves surtout, de provoquer des transpirations abondantes.

Ces deux sources seront bientôt utilisées dans un grand et même bâtiment contigu à celui de *Bruzaud* et construit près du village, sans être toutefois ni mêlées ni confondues. Elles parcourront ainsi un grand trajet sans subir la moindre altération, si les tuyaux-conduits sont en rapport parfait avec leur volume et leur nature, et soigneusement agencés ; nous en avons pour preuve le peu de changements survenus à celle des *Espagnols* dans le grotesque canal qui la conduit à l'établissement provisoire.

Cet édifice, bâti dans d'assez grandes proportions, est cependant lourd, massif, obscur, et partant peu agréable et peu commode. Il offre, dans son milieu, deux rangées de bains de six cabinets chaque, vis-à-vis lesquels sont encore un égal nombre de cabinets séparés des précédens par des corridors spacieux et voûtés, au fond desquels sont quatre autres cabinets à douche. D'autres constructions en font encore partie; mais autour, dans des réservoirs et conduits de marbre, résident et circulent l'eau minérale naturelle et celle provenant des réservoirs réfrigérants. On ne sait pas encore quelle est la partie réservée à chaque fontaine, ni quels seront la hauteur et le diamètre des robinets des douches. Puissent nos bâtisseurs ne rien oublier du moins de ce qui est ici nécessaire pour les besoins des malades et la situation des parties qu'on soumet à leur influence. Sans doute ces deux fontaines ne se prêtent point à des besoins aussi variés que celles de la *Raillère* et *Bruzaud*, mais il

serait fâcheux, qu'après des dépenses énormes et presque
ruineuses pour la vallée, tout occupés de frises, colonnes
et architraves, ces Messieurs négligeassent, comme toujours, ces objets sans lesquels les malades n'ont aucun bien
à attendre de ces sortes de médications.

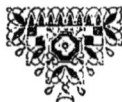

Chapitre XVI.

Le *vieux Pause*, dont la source avait été presque entièrement détournée en creusant le sol pour mieux emmenager celle des *Espagnols*, a été vendu à la vallée de St-Savin. On est encore indécis si on fera les réparations qu'il exige, ou si on joindra cette excellente source aux *Espagnols* et à *César*; inutile donc d'en décrire l'établissement.

Mais à côté et sur la même plate-forme est le nouveau *Pause*, grand bâtiment où l'on voit une série de cabinets s'ouvrant dans un corridor bien éclairé. Il fut construit pour utiliser une source chaude très sulfureuse : nouvelle et sixième émanation du foyer d'où proviennent ces eaux différentes; mais, par une étourderie inconcevable, on le bâtit avant d'avoir tout fait pour bien l'emménager et s'être assuré de son niveau; de telle sorte, que les bains sont trois ou quatre mètres au-dessus, et que ce n'est qu'à l'aide d'une mécanique mal agencée que l'eau y aboutit, ce qui nécessairement amène des inconvéniens.

L'eau de *Pause* est claire et onctueuse, sa saveur peu agréable, son odeur sulfureuse; elle contient beaucoup de barégine, sa température est de 36°; l'analyse d'indication y décèle une grande quantité d'hydrosulfate.

La réputation de *Pause* est immense et son usage très étendu; après la *Raillère* et *Mauhourat*, c'est la fontaine dont on boit le plus.

Nul n'a écrit que, dans des maladies où celle-ci convient éminemment, *Pause* pût remplacer la *Raillère*; mais nous disons avec conviction que nos sources de l'est, et *Pause* surtout, ont des vertus analogues à *Barèges*; une même température et des principes identiques font qu'on les utilise avec succès dans les mêmes circonstances; mais comme *Barèges*, à part des cas exceptionnels, et nous en avons cité, son usage en boisson nuit aux pulmoniques, on a le soin de la mitiger avec du lait ou toute autre substance émolliente.

Elle réussit mieux et d'une manière à peu près certaine dans les gastrites passées à l'état chronique chez des personnes peu irritables, dans les rhumatismes chez des individus doués du même tempérament, dans les dartres squammeuses, flavescentes et les paralysies provenant d'empoisonnement par l'arsenic. Les femmes chlorotiques, celles que fatiguent des fleurs blanches ou qui sont difficilement et peu réglées, par suite d'une constitution débile ou d'inertie de l'utérus, trouvent dans l'eau de *Pause* un tonique des plus recommandables. Cette source active et déterge les ulcères écrouelleux et les cicatrise; elle a produit d'excellents effets dans certains cas de diarrhées et d'asthme humide.

Chapitre XVII.

En 1520 deux sources dites d'*Amour* et la grande source,
situées au-dessous de *Pause*, furent cédées par les comtes
de Bigorre aux moines de St-Savin, qui y firent bâtir un
petit hospice nommé *Cabanes des Pères*; plus tard cet établissement fut acquis par M. *Canarie* dont il porta long-
temps la dénomination ; devenu la propriété de M. *Bruzaud*,
celui-ci en opéra la descente, et les bains qui portent son
nom ont passé, jusqu'à ces dernières années, pour l'éta-
blissement-modèle; des plates-formes ombragées, de petits
jardins en terrasse, des pentes couvertes d'arbres venus de
nos vallées en font des thermes fort remarquables.

On y voit un perystile spacieux, treize cabinets, dix-sept
baignoires dont plusieurs en marbre, et trois robinets
ayant chacun de l'eau de différente chaleur; la douche
occupe un cabinet à part. Un canal en brique conduit l'eau
de *Canarie* dans les bains *Bruzaud*; d'un trop grand diamètre pour son volume, cette eau perdait dans son trajet 9°
de sa température; on chercha par de nouvelles fouilles à
l'augmenter, et l'on réussit. La source alors retrouva presque toute sa chaleur première et acquit les mêmes droits
à la confiance; néanmoins, l'eau de *Bruzaud* n'est plus l'eau
des *Pères;* la perte d'une partie de son principe sulfureux
en a fait de l'eau de *Plombières* ce qui complète, avons-
nous dit ailleurs, admirablement nos établissements thermaux; il serait sans doute facile de remédier à cet inconvénient, mais le public y gagnerait fort peu, Cauterets possédant déjà nombre de sources sulfureuses de différente
énergie. Prétendre que *Bruzaud* remplacerait ainsi *Pause*
ou la *Raillère* est une chimère ; on se rappelle en effet que,
bue à *Canarie*, elle était de difficile digestion, et qu'on n'en
faisait guère usage; il est vrai qu'on ne devine pas de

pareils résultats par le seul fait de la précipitation d'un sel d'argent ou de plomb, et qu'on peut trouver singulier de semblables rapprochements.

L'eau de *Bruzaud* est limpide et presque sans odeur; elle cause à la peau un sentiment d'astriction qu'il n'est pas facile de déterminer; la barégine qu'elle charrie est abondante et de couleur gris brunâtre, passant aisément à l'état concret; la chaux semble y prédominer; sa température est de 32 à 33° (Réaumur).

L'analyse d'indication y décèle, quoi qu'on en dise, une petite quantité d'hydrosulfate; à aucune époque, l'eau de *Bruzaud* n'a produit ces perturbations violentes qui sont un des attributs de plusieurs de nos fontaines; aussi convient-elle aux tempéraments chauds, bilieux, atteints d'efflorescences *cutanées*; mais elle est loin d'égaler nos autres fontaines dans les dermatoses invétérées; elle n'a pas contre ces états morbides l'action détersive propre à surexciter la peau, et, par l'excrétion copieuse qui en résulte, prévenir des irritations internes ou des congestions que l'atonie des viscères favorise si bien. Des rhumatismes dits nerveux, des leucorrhées, des ménorrhagies ont aussi cessé par son usage.

Les bains et les douches de *Bruzaud* ont quelquefois favorablement agi dans les tumeurs écrouelleuses chez de jeunes sujets; mais ils ne produisent pas le même bien dans les ulcères de même espèce.

Eminemment, l'analogie que nous avons établie entre l'eau de *Bruzaud* et celle de *Plombières* ferait qu'elle tient le milieu entre nos sources actives et *Rieumiset*; prétendre le contraire serait nier des faits positifs et avérés. Il est dans les maladies des nuances si délicates, des modifications de la sensibilité si bizarres, qu'il n'est pas facile d'assigner les cas précis que chaque source guérit, ceux qu'elle exaspère constamment et ceux, assez rares, où elle reste sans action; les névralgies que l'on combat si heureusement avec les antispasmodiques sont celles que l'eau de *Bruzaud* soulage et guérit. J'ai vu cette eau rendre pires les maladies dépendantes d'une sensibilité exaltée, que l'opium et

ses préparations amendent et qui tirent de l'usage de la
Raillère et de *Plaa* des guérisons franches et réelles; ses
vertus consisteraient donc à engourdir les forces motrices,
à réprimer certains désordres musculaires, qui ont fait
qu'elle a favorablement agi dans des états morbides exaspérés par la *Raillère* et autres sources.

« En 1822, un enfant de douze ans, des environs de
» Dax, dont la croissance avait été rapide, fut envoyé à
» Cauterets pour des convulsions que nous jugeâmes être
» la *chorée*; nos eaux en boisson, prises pures ou mitigées
» de maintes manières, étaient revomies; les bains (hors
» ceux de *Bruzaud* à 28°) augmentaient les convulsions
» surtout pendant leur durée; à *Bruzaud* calme parfait,
» au sortir de l'eau et instantanément convulsions nou-
» velles.

» Mme F. J. et Mlle D. P..., fortement sujettes à des atta-
» ques d'hystérie, n'ont jamais pris de bains à *Bruzaud*
» sans éprouver des malaises plus grands et de nouvelles
» convulsions. L'usage des bains de *Rieumiset*, au con-
» traire, les soulage pour bien des mois; Mlle D. P. est
» même parvenue à guérir complètement. »

Chapitre VIII.

SOURCE DE RIEUMISET.

Cette fontaine, la plus rapprochée de Cauterets après celle de *Bruzaud*, occupe l'extrémité d'une prairie qui porte ce nom ; le bâtiment qui sert à son administration, d'une élégante simplicité, est aussi fort commode ; ici encore, une galerie spacieuse barrée au levant par douze cabinets de bains et éclairés par cinq arcades ; de sa plate-forme s'aperçoit la plus imposante perspective ; au-dessous, Cauterets ; vis-à-vis, *Péguère* et sa belle végétation, et dans le lointain, *Monné*, les sommités de *Lys* et la partie la plus animée de la vallée.

L'eau de *Rieumiset* est limpide, onctueuse, sans odeur et d'une saveur douceâtre, mais qui ne répugne point ; le limon qu'elle dépose est verdâtre et floconneux ; sa température est de 23° (Réaumur).

Cette eau a une vertu *altérante* fort remarquable et qui lui est particulière ; elle attaque et pourrit le lin, le linge et le bois, dans un temps très court, et les ciments de toute espèce ; on n'a pas su lui faire encore un réservoir qui ait pu la contenir parfaitement. Cette action dissolvante lui vient-elle de l'hydrochlorate de chaux ? il est certain du moins qu'elle ne contient pas un atôme de soufre, particularité qui permet de la chauffer à volonté sans craindre de l'altérer, ce qui est d'un avantage immense.

M. Orfila, raisonnant par analogie, croit que *Rieumiset* est une source sulfureuse dégénérée ; mais sa glairine diffère de celle que charrient ces sortes d'eaux minérales, et quand on considère attentivement le terrain où elle sourd, on n'en voit aucune de mieux protégée par la nature, aucune de moins accessible à l'action de l'air. L'exemple de *Bruzaud* ne corrobore-t-il pas encore l'opinion contraire ? Malgré son long trajet et le contact perpétuel de l'air qu'elle entraîne, cette eau ne conserve-t-elle pas des traces sensibles de son ingrédient sulfureux?

En boisson l'eau de *Rieumiset* purge si on en boit une assez grande quantité; en bains elle doit être préférée à *St-Sauveur* dans les névroses, surtout dans celles où l'irritabilité dépasse toute limite, soit que ces affections existent isolées, soit liées ou dépendantes d'autres altérations, telles que dartres vives et étendues; dans les irritations utérines, hémorroïdales, avec ou sans évacuation de sang, et toutes celles encore où l'éréthisme se masque sous mille formes différentes, j'ai vu *Rieumiset* guérir nombre de ces maladies; l'impression qu'elle produit alors chez les infirmes n'est ni émolliente ni répercussive; la peau la reçoit exclusivement ou elle se propage si doucement que nul autre organe ne semble en recevoir l'influence; les sympathies restent paisibles, il n'y a travail et surcroît de vie qu'à la surface; c'est chose intéressante à observer en effet, que l'action de ces eaux dans les ophtalmies écrouelleuses et les vieilles plaies de même espèce; de simples lotions font qu'elles s'avivent et se détergent; bientôt l'ardeur diminue, la douleur se calme, des boutons charnus se forment, la puissance plastique, débarrassée de je ne sais quelles entraves qui laissent ces maux stationnaires, reprend son allure et la guérison advient contre toute espérance.

« M. L., des environs de St-Sever, tempérament irritable » et pléthorique, avait aux deux jarrets une dartre squam- » meuse que rien n'avait pu guérir. Huit à dix bouteilles du » *rob* de Giraudeau de St-Gervais firent que cette éruption » se répandit sur toute l'habitude du corps; sa figure devint » monstrueuse, le nez et les oreilles étaient méconnaissa- » bles; l'eau ni les bains de la *Raillère* et *St-Sauveur* ne » purent être supportés; 16 bains de *Rieumiset* pris en huit » jours, et des lotions que le malade faisait chez lui, firent » tomber les croûtes, disparaître le boursoufflement et le » prurit; la peau n'était plus que rougie; M. L. continua » de prendre tous les soirs un bain à *Rieumiset*, mais les » matins, durant quinze jours, il se baigna à la *Raillère*, et » sa guérison, au bout de ce temps, parut complète. »

« M. C., de la Louisiane, avait dans le trajet de la mu-
» queuse nasale et les sinus frontaux des ulcérations qui
» rendaient son approche insupportable; l'obligation de
» vivre seul l'avait rendu mélancolique. Des bains, des
» douches en arrosoir et le reniflement réitéré de l'eau de
» la *Raillère* et du *Bois*, qu'on s'était obstiné à lui faire
» prendre 50 jours durant, n'avait rien modifié, ni l'odeur
» que répandait ce malade, ni la morve de couleur verte
» ayant la forme et la consistance de la moelle de sureau.
» 30 douches ascendantes de l'eau de *Rieumiset*, pratiquées
» dans dix jours à l'aide d'ajutages convenables, firent
» complètement cesser l'odeur fétide, et diminuèrent les
» sécrétions dont l'aspect et la consistance furent aussi
» changés. »

« Ce fut aussi l'eau de *Rieumiset* qui fit un si grand bien
» à cette sœur hospitalière dont parle M. Marchant (page
» 337), atteinte d'un éléphantiasis à la jambe droite,
» qu'accompagnaient tous les deux ou trois jours de légè-
» res convulsions et un évanouissement complet de plu-
» sieurs heures. La *Raillère* l'irritait et rendait cet éva-
» nouissement plus fréquent. A *Rieumiset* les écailles tom-
» bèrent, le prurit cessa, le gonflement disparut insensi-
» blement sans crise apparente, par conséquent sans effet
» révulsif aucun. »

Chapitre XIX.

NÉCESSITÉ DE SIGNALER LES CIRCONSTANCES DES MALADIES QUI
RENDENT L'USAGE DES EAUX SULFUREUSES FAVORABLE OU
NUISIBLE.

Nous ne nous contenterons point, à l'instar d'un très
grand nombre d'auteurs d'hydrologie médicale, de cette
simple énumération de maladies guérissables par nos eaux:
un esprit sévère y trouverait peut-être plus d'un motif de
défiance. Pour qu'un traité sur les eaux soit utile, en effet,
il faut signaler les causes, les conditions, les périodes, les
complications de chaque état morbide, et préciser, autant
que possible, toutes les circonstances où elles peuvent être
bonnes où contraires; un tel oubli exposant l'art de guérir à
n'être qu'une loterie où les chances fâcheuses sont de beaucoup plus multipliées que les chances favorables. En agissant ainsi, nous ne serons pas seul juge dans notre propre
cause; chacun pourra nous suivre et conclure ou comme
nous-même, ou différemment, ou mieux peut-être; nouvel
appel donc à l'observation directe des effets des eaux, et
puisque, malgré leur importance prétendue, les rapproche-
mens chimiques sont insuffisans pour établir les propriétés
médicales d'une source quelconque et qu'on est loin d'en
avoir trouvé la raison, dans la nature des matériaux que
leur constitue l'analyse, de même que *Bordeu*, nous négli-
gerons la chimie des choses mortes et nous nous rattache-
rons à ce qu'éprouvent et manifestent les corps vivants,
l'expérience seule étant le guide le meilleur et le plus assuré
pour tout ce qui a rapport aux eaux thermales.

Pour base de l'action thérapeutique toutefois, nous
n'adopterons les vues exclusives d'aucun système; nous
considèrerons les prétendus changemens moléculaires des
corps vivans, de même que les lésions bornées d'un seul
tissu, comme des subtilités ingénieuses vraies peut-être

au début d'une affection aiguë, mais inutiles et sans résultat dans les maladies profondément enracinées, s'étendant à divers organes, dégénérées pour la plupart en habitude; telles en un mot que celles qu'on est à même d'observer à nos eaux. Combien d'affections graves, en effet, qui ne causent aucune inquiétude, et dans lesquelles on n'a pu soupçonner les délabremens épouvantables présentés par l'autopsie! Plus que jamais nous nous rallierons donc à la médecine antique, au rationalisme empirique, et, convenant des données incontestables aux yeux de tous, nous reconnaîtrons, pour base de la science, ce qu'ont de positif les matériaux qu'elle présente. La médecine ne saurait se composer de prétentions scientifiques isolées, elles n'enfantent que des systèmes; tout le monde sait leur danger, mais personne ne se désabuse; le passé ne corrige pas, et le présent léguera aussi ses scandales.

Comme toujours, nous ferons donc nos efforts pour déterminer les cas de maladie simple et préciser les circonstances où nos eaux auront produit de bons résultats, celles qui auront contrarié la guérison ou qu'il aura fallu modifier avant d'en commencer l'usage; nous signalerons les affections où elles auront agi sans effet sensible, et celles encore où seront survenues des évacuations critiques ou tout autre mouvement remarquable. Ainsi rapportées, nos observations seront incontestablement utiles; il est urgent, sans doute, de citer des faits; mais la connaissance pure et simple des détails d'un fait est sans avantage, si par eux on ne s'élève à la notion de sa nature, si on méconnaît l'altération organique à laquelle ils se rattachent, si on ne distingue, entre cette lésion elle-même et les symptômes qui la suggèrent et la rendent évidente, leurs rapports d'intimité et de dépendance. Procéder de la sorte sera l'unique moyen de légitimer nos principes et de prouver l'efficacité de nos thermales, que, d'ailleurs, personne de bonne foi ne conteste.

Chapitre XX.

AFFECTIONS SIMPLES.

De l'Asthénie.—En principe, disent nos exclusifs, l'action vitale peut être augmentée, diminuée ou pervertie, et cependant ils n'admettent qu'une seule maladie : *l'irritation*. Plusieurs aujourd'hui font de grandes concessions; ils accordent que rien n'est plus commun que *l'asthénie* ou *la faiblesse locale;* que de deux sortes de mouvemens, dont sont doués nos organes, tous peuvent être altérés à la fois sans l'être de la même manière, les fonctions pouvant languir et l'action nutritive être exaltée. Que, semblable à l'éréthisme, l'atonie de l'estomac peut se propager à toute l'économie, soit par les vaisseaux et les nerfs, soit que les matériaux nutritifs, n'étant plus apportés en quantité suffisante ou n'ayant pas les qualités nécessaires, l'influence nerveuse cesse de se répandre d'une manière convenable. Parfois aussi, l'asthénie peut rendre les parties plus impressionnables et faire que le sang s'altère ou perde de sa vitalité. Enfin, ils la considèrent comme propre à favoriser la production des tissus morbides, d'ossifisations accidentelles, comme étant de plus congénitale ou héréditaire et réclamant des méthodes de traitement spéciales.

Puisque la faiblesse est cause de si grands désordres, elle n'est donc pas un *mot vague*, mais bien un état de l'économie, tel que, par lui, une ou plusieurs de nos fonctions s'exécutent d'une manière languissante et pénible. Pour nous, en effet, et d'après les faits, la faiblesse est générale ou partielle, existe seule et exige un traitement direct, ou est liée à d'autres états morbides et disparaît par leur curation bien entendue. Sans doute elle peut être subordonnée à une lésion organique, nous en citons divers exemples, mais elle n'est pas constamment produite par de telles altérations; y aurait-il en effet phlegmasie

chez cette jeune femme épuisée par un allaitement prolongé? Sa force musculaire est diminuée; son sommeil est
léger, mais tout l'y invite; les digestions la fatiguent; la
plus légère cause d'émotion l'agite et l'attendrit. Dans cet
état de choses on supprime la lactation; on prescrit les
analeptiques, les toniques, les eaux de Cauterets (si l'on
veut), et la santé se remet, se ranime comme une flamme
expirante à laquelle on fournit un nouvel aliment. Où est
encore le siège de la maladie organique de cet efféminé,
que tous les écarts de régime et l'abus des plaisirs éner-
vent? Le voilà hâve, les yeux plombés; une course légère
le met hors d'haleine; la moindre résistance physique
l'épuise; rien n'est moins régulier que ses digestions, il
maigrit, mais alors il fait trève avec les excès; il use et
n'abuse pas. Un régime restaurant, un exercice modéré,
les eaux minérales remplacent les orages d'une vie désordonnée; les forces renaissent, les fonctions se régulari-
sent; la santé n'est plus douteuse.

La faiblesse est de tous les principes de maladies celui
qu'on voit exister uniquement chez un grand nombre d'individus qui viennent à Cauterets faire usage des eaux. Les
gens du peuple privés d'alimens de bonne qualité, minés
par des travaux excessifs; les femmes épuisées par des
hémorragies fréquentes n'ont souvent d'autre incommodité qu'une faiblesse extrême. Les chagrins profonds, les
jouissances précoces, sont encore les causes de l'affaiblis-
sement qu'éprouvent les personnes des grandes villes qui y
ont recours. On reconnaît cet état d'asthénie à la bouffissure du visage, à l'amaigrissement du corps; les digestions
sont pénibles, l'exercice fatigant et même impossible, les
extrémités enflées. Nos eaux avivent insensiblement les
forces de l'estomac; bientôt la peau se colore, les muscles
se roidissent, l'appétit se réveille. On fait, dans quelques
cas, concourir avec succès l'usage des substances toniques
et du régime.

« PREMIÈRE OBSERVATION. — Mlle de C., des environs de
» Lectoure, tempérament indéfinissable, enfance débile,
» privée d'appétit, fut jusqu'à quinze ans tourmentée par un

» poids à l'épigastre. Le lait, le fruit et quelques gâteaux,
» seuls alimens dont elle se nourrissait, provoquaient une
» douleur sourde à l'estomac et une toux férine; sa mai-
» greur effrayait; à la puberté, le poids et la douleur qui
» suivaient les repas devinrent plus violents, ses jambes
» enflèrent; l'utérus fit mal ses fonctions, et le travail
» incomplet qui s'y opéra ne servit qu'à tout exaspérer.

» Un régime suivi, varié et tonique avait été conseillé
» avant la puberté. Depuis lors, les médecins, attribuant
» son état à la suppression des menstrues, employèrent
» long-temps et vainement les moyens emménagogues....
» Eh! que pouvait-on espérer de l'utérus, qui était comme
» les autres organes dans un état d'atonie absolue? La *fai-*
» *blesse* des organes de la digestion me parut constituer
» particulièrement cet état morbide à l'arrivée de la malade
» à Cauterets, et je crus devoir m'attacher à solliciter une
» réaction avant de provoquer des actes qui supposent
» une certaine énergie.

» Cette première année, Mlle C. vint tard, ne resta que
» 15 jours. Quinze verres d'eau et pareil nombre de demi-
» bains de la *Raillère* (à 30 degrés) accrurent un peu les
» forces; elle passa l'hiver mieux. »

L'année d'après, elle revint moins amaigrie et mangeant
un peu de pain. Vingt demi-bains et quarante-six verres
d'eau, dont dix de *Mauhourat*, la mirent à même de faire
chaque jour une longue promenade; son appétit s'accrut;
les digestions devinrent faciles, les règles parurent en
novembre. Elle est depuis bien portante.

De la Douleur. — La douleur, compagne ordinaire
des maladies chroniques, n'a pas, dans toutes, une même
importance. Forte et tenace dans les unes, mobile et fugace
dans les autres, elle constitue une manière d'être de la sensibilité, qu'il serait essentiel de bien connaître. Ce n'est
pas cependant à étudier ses nuances infinies que le praticien doit s'attacher, mais à fixer les cas où cette lésion de
la vie forme une maladie isolée; ceux où elle s'associe d'autres élémens, et ceux très multipliés où elle n'est qu'un
effet ou qu'un symptôme. Il n'est pas rare de voir à Caute-

rets des personnes atteintes de migraines violentes, de
douleurs d'estomac cruelles, de coliques déchirantes,
n'éprouver ces douleurs que par accès, et ne laisser après
elles, aucun indice de leur nature. Les femmes qui abusent
des liqueurs, celles qui ont subitement échangé une vie
active contre un repos presque absolu, y sont les plus exposées; ces personnes sont toutes irritables, mais ce qui caractérise surtout ces névralgies simples, c'est leur invasion
subite.

Ceux qui combattent notre admission de la douleur à
l'état d'*élément*, outre qu'ils cherchent à l'expliquer, ce qui
est peu sage, nous fournissent la plus sûre argumentation
contre les soupçons qu'ils nous opposent : « La douleur,
» disent-ils, est le produit de la résistance du principe de
» la sensibilité; » mais la résistance suppose une attaque,
c'est-à-dire ici une cause impressionnante. Or, cette cause
est appréciable ou ne l'est pas; si elle l'est, il est tout simple de la reconnaître; si, au contraire, elle ne l'est pas il
est gratuit d'y croire, surtout quand on voit la douleur
disparaître, dans un espace de temps tellement court et
sans trace subséquente, qu'il faut être bien ami des hypothèses pour admettre que ce court espace de temps aurait
suffi à la résolution de tous les accidents inflammatoires ou
de simple irritation. Ils ne nient pas, il est vrai, ce genre
de douleur; pour si variées que puissent être les causes
qui la produisent, et ils exigent qu'on les suppose, ils n'ont
alors pour la calmer, ainsi que nous, qu'un ordre de
moyens, les *sédatifs*. Mais n'est-il pas plus simple de dire :
quand la douleur a une cause, tâchez de la détruire; quand
aucune ne peut être appréciée, et qu'on s'interdit des
théories hypothétiques (je ne dis pas des suppositions plausibles), que tous les praticiens se trouvent réduits à recourir
à un même genre de remèdes, ordinairement suivis de succès, chance commune à toutes les curations, il faut bien en
venir à reconnaître qu'il existe des lésions de la sensibilité
sans altération organique, ne devant leur existence qu'à
elles-mêmes. Pour quiconque est arrêté dans ses conclu-
sions aux choses appréciables, c'est le seul parti à prendre.

PREMIÈRE OBSERVATION. — Paysanne du Béarn, 40 ans, tempérament sanguino-nerveux, jusqu'au 12 avril 1818, bonne santé; travaux pénibles, grossesses, allaitement, rien n'avait troublé l'équilibre de ses fonctions. Tout-à-coup, sans cause apparente, vers trois heures après-midi, douleur aiguë sur l'os de la pommette droite. Cris déchirans; on dirait une lance enfoncée dans la joue. Cet état dure une heure, sans que rien la soulage; bientôt la douleur s'étend, gagne l'œil, la tempe du même côté, la moitié de la tête, et disparaît. Sommeil profond. Six jours se passent sans récidive; le septième, au matin, la douleur revient avec la même acuité, dure trois heures, s'étend et finit aussi brusquement que la première fois. On juge qu'elle est de nature nerveuse; on soupçonne une nouvelle grossesse; on prescrit des bains de pieds, des potions calmantes. La douleur reparut le lendemain; mêmes moyens, application de deux sangsues à la tempe; la douleur revint encore. Des demi-bains, une petite saignée du bras, six sangsues à l'anus, des pédiluves sinapisés restent sans effet. Un vésicatoire à la nuque exaspère la douleur, et deux au bras la rendent plus violente et produisent la fièvre. Léger épistaxis, nul amendement; enfin les sinapismes, le quinquina, des doses combinées d'opium, de camphre et d'extraits de belladone échouent; ces derniers sont suivis d'ivresse et de vomissemens. Alors, les accès deviennent fréquens, le sommeil rare, la maigreur extrême. On propose un voyage à Cauterets; la malade a reçu pour conseil de prendre les eaux, les bains et les douches de *Pause*, et le soir, les bains et les douches de *Bruzaud*. Deux verres d'eau de *Pause* pèsent à l'estomac; un bain chaud fatigue. Après trois minutes de douche, exaspération des souffrances, énormes pulsations des temporales, véritable état fébrile. Rien n'égalait le désespoir de cette malheureuse.

Appelé près d'elle, je fus frappé de sa maigreur. L'action du parler, indispensable pour obtenir des détails nécessaires avant d'agir, vint encore ajouter à ses tortures.

A l'examen, la joue n'offrait aucune trace d'inflammation. Les organes des sens étaient habituellement libres, la respiration naturelle. Le pouls était petit, irrégulier, vibrant, la peau rude; les règles, hors le premier mois de la maladie, avaient toujours eu lieu. *Où donc prendre une indication? Il ne restait que la douleur elle-même. Je reconnus, et uniquement, un accroissement exclusif de la sensibilité sur un point, constituant une névralgie simple.*

Je prescrivis du lait pour tout régime; pour la nuit, sinapismes aux pieds; lotions émollientes opiacées sur la tête, pilules de cynoglosse de deux grains, de deux en deux heures. Au réveil mêmes souffrances; elle vomit les trois pilules. Demi-bain d'une heure à 28 degrés à la *Raillère;* deux verres d'eau minérale : l'eau pèse à l'estomac; des nausées surviennent, *mais elles cessent* dans le bain; la *malade y éprouve des picottements aux jambes, une sensation de plaisir surtout à la plante des pieds, et rend beaucoup d'urines...* De retour chez elle, lait chaud sucré, avec six gouttes de laudanum; sommeil d'une heure, suivi de sueurs aux cuisses et au dos. Alors pouls mou, calme sensible, sans soif, ni nausées; propension au sommeil; la nuit fut bonne. Au réveil, douleurs moins vives; deux verres d'eau de la *Raillère* avec trois gouttes de laudanum; l'eau passe vite; demi-bain comme le précédent; *sentiment de bien-être pendant toute sa durée.* Remise au lit, la malade prend du lait chaud avec trois gouttes de laudanum; sommeil et sueur générale. Les eaux de la *Raillère* avec le laudanum et les demi-bains sont continués quinze jours encore; à la fin, ne pouvant se baigner que tard et se trouvant contrariée pour ses repas, la malade prit quatre bains à *Bruzaud* et un à *Pause;* ils ajoutèrent au bien déjà produit. Le vingt-unième jour, cette femme partit guérie et sensiblement engraissée.

Maintenant, comment concevoir le non succès des traitements antérieurs et le bon effet des eaux? Il paraît qu'on avait adopté ce plan très sage : *révulser* et *calmer.* On eut le tort cependant de négliger une saignée générale; les vésicatoires ajoutèrent à l'irritation, ainsi qu'ils le font toujours quand ils sont impuissants; *Barthez a consacré ces données de l'expérience.* Enfin, les narcotiques, nauseux par eux-mêmes, ont trouvé l'estomac mal disposé par l'influence sympathique de la douleur fixée à la tête.

Les eaux de *Pause*, trop violentes, ont agi plus vicieusement encore que les vésicatoires. La *Raillère*, plus amie des sensibilités anomales, en portant de douces stimulations sur tous les points, à la façon des diffusibles, a détruit la condition qui avait rendu dangereux les révulsifs énergiques, régularisé la sensibilité de l'estomac, sympathiquement surexcité par la douleur. Alors les opiacés ont produit leur effet accoutumé, et les urines, les sueurs abondantes se sont établies : véritable crise de l'état nerveux.

« Mme A., de Toulouse, a éprouvé de semblables acci-
» dents que calmaient des doses très fortes de médica-
» ments hypnotiques, mais d'une manière passagère. Elle
» doit sa guérison aux bains de la *Raillère* et aux eaux de
» *Mauhourat, car elle ne digère pas celle de la Raillère seule.* »

« J'ai vu souvent, dit *Bordeu*, les bains des *Eaux-Chau-*
» *des*, de *Barèges* et *Cauterets* apaiser sur-le-champ des dou-
» leurs cruelles des lombes, des épaules, des dents, etc.
» Les bains et les douches dissipent presque toujours ces
» maux sans retour. »

Du Spasme. — Le spasme, ou la réaction excessive des solides vivants, forme une complication presque toujours fâcheuse du plus grand nombre des maux chroniques pour lesquels nos eaux ont de la célébrité. Il arrive aussi que les personnes faibles et irritables ne présentent d'autre signe de maladie que l'état nerveux dont nous parlons. Il se masque quelquefois sous des formes si peu apercevables, que les malades peuvent seuls rendre compte des malaises qu'ils éprouvent. Un sentiment de froid, le pouls concentré, des bâillements, des pendiculations répétées, sont les avant-coureurs assurés de ces anxiétés bizarres que les malades expriment vaguement, lorsqu'ils disent que les nerfs leur font mal.

Ce mode particulier de nos organes n'est, pour ceux qui n'accordent pas à la puissance vitale la faculté d'agir spontanément, que le *résultat d'une action portée sur les solides*. Ce serait donc sur le point des solides où cette action aurait porté qu'il faudrait chercher le principe de la maladie. Mais y aurait-il eu maladie dans le cas où le spasme n'aurait point paru? Puisque le *spasme peut être une complication fâcheuse*, de l'aveu même de nos adversaires, il faut bien qu'il ait un traitement direct, ou bien ils nous diront à quoi ils aiment mieux renoncer, au principe ou à la conséquence. En quatre mots le spasme a-t-il une cause appréciable? Tenez-en compte. Existe-t-il, sans qu'on puisse l'assigner? A-t-il un même ordre de moyens par lequel il puisse être guéri quand il existe seul? Nous sommes forcés de reconnaître que c'est une maladie simple. Par exemple, nous consentons à ce qu'ils se servent de toutes les circonstances propres aux observations que nous rapportons, et qu'ils nous disent quelle lésion appréciable, autre que le *spasme*, pouvait être déterminée?

PREMIÈRE OBSERVATION. — Un enfant était sujet à des roideurs de membres et au trismus. Des bains domestiques froids long-temps continués n'avaient rien fait; l'opium et tous les antispasmodiques connus avaient aussi échoué. Pendant 15 jours, les eaux et les bains de la *Raillère* parurent aggraver le mal; les mâchoires et les genoux devinrent douloureux... Je persistai à faire prendre au malade trois petits verres d'eau et des bains de deux heures, à la température de 26 degrés; au sortir du bain, on le frictionna avec une flanelle sèche d'abord, puis imbibée de baume de Fioraventi. Ce traitement, employé 45 jours, rendit presque nulle la contraction involontaire des mâchoires; la tension des membres diminua pendant son séjour ici, et finit par disparaître trois mois après.

DEUXIÈME OBSERVATION. — Une paysanne belle et robuste, abondamment menstruée, au moment où elle voit tomber sa mère apoplectique, ressent une impression si vive à l'épigastre, qu'instantanément ses cours périodiques se suppriment, et un violent hoquet se déclare; elle peut difficilement parler et prendre des aliments. Divers moyens révulsifs calmants et antispasmodiques, employés pendant deux ans, n'avaient produit aucun effet; vingt demi-bains de la *Raillère* à 30 degrés, et une trentaine de verres de cette source, la soulagèrent d'abord, puis la guérirent.

9.

Chapitre XXI.

MALADIES COMPOSÉES.

De la Phthisie.

Ces affections cruelles dont nous suçons le germe avec le lait, auxquelles disposent une conformation vicieuse, l'asthénie primitive ou un surcroît de l'action pulmonaire, que laissent après eux des rhumes mal soignés, qui ne sont souvent que le résultat fâcheux d'une autre maladie ou le produit de certaines professions, ces affections trouvent-elles dans nos eaux un antidote? La *Raillère* est préconisée contre ce mal terrible; sa réputation est immense, mais les phthisies qu'elle a guéries provenaient-elles d'une altération profonde de l'organe pulmonaire, comme celles dont on fait vulgairement honneur aux *Eaux-Bonnes* et du *Mont-d'Or* ses rivales, et maintenant aux eaux d'*Ems*? Ces eaux différentes méritent-elles une égale confiance dans la curation de cette maladie, ou l'une d'elles est-elle préférable?

Que *Bonnes* et *Cauterets* aient des vertus analogues, elles dont les principes constituants sont les mêmes ou ne diffèrent que par deux degrés de température et quelques vingt millièmes peut-être de certains de leurs ingrédients, cela se conçoit; mais que des eaux plus chaudes ayant, au lieu de soufre et de la glairine, de l'alumine et du gaz acide carbonique, jouissent d'une efficacité pareille, c'est ce qui peut surprendre; du reste, ce qu'il y a de choquant dans ce rapprochement disparaît, hâtons-nous de le dire, quand on vient à savoir que ces eaux n'agissent que par leur *propriété excitante et révulsive;* mais qu'y a-t-il de commun entre l'excitation produite par les eaux crues et acerbes du *Mont-d'Or* et nos eaux balsamiques de la *Raillère* et de *Bonnes*, et que peut-on attendre de leur emploi dans des organes naturellement irritables, actuellement envahis par une inflammation destructive? Nos eaux si douces ne sont-elles pas elles-mêmes trop actives souvent contre ces maux qui prennent si facilement un caractère aigu, et font que les poumons suppurent promptement ou s'hépatisent.

Bordeu, si prévenu en faveur des *Eaux-Bonnes*, mais point assez pour déguiser la vérité, *Bordeu* raconte que, « sur six » sujets attaqués d'ulcères aux poumons, les *Eaux-Bonnes* » ne purent en garantir aucun de la mort. Dans les uns, » elles augmentèrent les crachats, et les diminuèrent dans » les autres. Certains éprouvèrent, les premiers jours du » traitement, un soulagement funeste, un mieux marqué, » suivis d'accidents plus graves. » (Observ. 77, page 897.)

Il cite, même page, deux cas de phthisie compliquée d'une tumeur au foie où les eaux de la *Raillère* eurent, dans l'un surtout, un succès fort remarquable.

« Un pulmonique, qui avait aussi une tumeur au foie, » but les eaux de Cauterets, qui rétablirent son appétit et » lui procurèrent de l'embonpoint et une santé brillante » en apparence. L'hiver suivant, il eut des douleurs rhu- » matismales aux bras et aux cuisses (accident fréquent » et d'assez mauvais augure dans la pulmonie), et il mou- » rut à l'entrée du printemps. » (Obs. 68).

« Un homme sec et mélancolique dont le foie était » tuméfié, était sujet à éprouver tous les ans une fièvre, » accompagnée d'une douleur dans l'hypocondre droit, de » toux, de difficulté de respirer et d'extinction de voix. *La* » *boisson des eaux de Cauterets tint sa poitrine libre pendant* » *trois ans*, mais le foie s'engorgea de plus en plus, et la » douleur s'y borna entièrement; enfin, en 1751, les eaux » occasionnèrent un crachement de sang considérable; la » fièvre devint lente et plus marquée; le malade mourut » dans l'hiver. » (Obs. 69).

Il n'est pas dans l'ouvrage du docteur *Bertrand*, celui des médecins qui a le mieux écrit sur les eaux du *Mont-d'Or*, un seul résultat qui soit de même une garantie de l'effica- cité de ces eaux dans les pulmonies chroniques constitu- tionnelles. Les guérisons dont il parle provenaient toutes d'une *métastase*, genre d'affection que les nôtres guérissent presque toujours, et avaient eu lieu chez des gens âgés,

qu'il est rare de voir succomber à des phlogoses désorga-
nisatrices des poumons.

Bordeu, toutefois, après s'être exprimé d'une manière
aussi précise sur l'effet habituel des *Eaux-Bonnes*, cite deux
ou trois faits où leur vertu résolutive est reconnue quoiqu'il les eût jugés provenir d'un ulcère.

« Un gentilhomme, dont le frère était mort d'un *ulcère*
» aux poumons, cracha le pus vers l'âge de 40 ans (il avait
» quelquefois craché le sang). Il avait la fièvre et son appé-
» tit était presque éteint; des sueurs *nocturnes*, la *diarrhée*
» et la *purulence* des crachats paraissaient déjà; enfin tous
» les accidents allaient chaque jour en empirant. Les
» *Eaux-Bonnes* réveillèrent les forces et l'appétit, dégagè-
» rent la poitrine, et tarirent, dans l'espace de 60 jours, la
» source des crachats que leur usage avait rendu d'abord
» plus abondants. » (Obs. 60).

« Un jeune homme de 36 ans, d'un tempérament *déli-*
» *cat*, *sec* et *bilieux*, était attaqué d'un catharre violent et
» crachait peu; depuis long-temps il sentait une *chaleur*
» *brûlante* dans la trachée artère, et il respirait difficile-
» ment et avec douleur; l'usage des eaux de Cauterets, de
» la fontaine de la *Raillère*, procura la liberté de la poitrine
» et une meilleure santé. » (Obs. 68).

Quelquefois, et *Bordeu* en cite un exemple, on ne sait
pourquoi l'une de ces fontaines soulage et fait du bien,
quand l'autre n'agit pas ou fait du mal, malgré la simili-
tude de leur marche et de leurs symptômes.

« Un gentilhomme, d'un tempérament sec et fort vif,
» qui avait été percé d'un coup d'épée au poumon, crachait
» le sang et le pus. L'usage des eaux de Cauterets aggrava
» l'ulcère; les *Eaux-Bonnes* débarrassèrent la poitrine, et
» firent prendre un bon caractère aux crachats qui exha-
» laient une odeur fétide; de sorte que le malade se por-
» tait beaucoup mieux lorsqu'il se retira de ces dernières
» eaux. » (Obs. 59, page 889).

Les *idiosincrasies* sont si bien la cause unique de telles différences, et point du tout le plus ou moins d'onctuosité de
chacune de ces fontaines que, dans les observations de

Bordeu, le tempéramont des deux individus qui en sont l'objet sont également *secs et délicats,* que l'inflammation était même plus considérable dans celui que la *Raillère* guérit que dans celui qu'elle rendit plus souffrant, puisqu'il ne crachait pas, qu'il respirait difficilement et avec douleur, et qu'il ressentait une chaleur brûlante dans le trajet de la trachée artère.

Mais le contraire se voit souvent, et la *Raillère* et d'autres de nos eaux font du bien dans des cas où *Bonnes* n'a point réussi ou a été nuisible. Témoins : M. Victor, de la Martinique, Mᵐᵉ B., de Beaumont, à qui les *Eaux-Bonnes* causaient chaque jour un crachement de sang; ils virent leurs douloureuses hémopthisies céder à l'usage des eaux de la *Raillère,* de *Pause* et de *Barèges.*

Ces singularités n'étaient pas ignorées du temps de *Bordeu.* On a vu au chapitre XII la 65ᵉ de ses observations, où il rapporte qu'un paralytique phthisique, chez lequel la *Raillère* n'agissait que faiblement, fut guéri dans deux années par l'eau de *Mauhourat.*

Enfin, il raconte qu'un homme d'une constitution humide et *spongieuse* avait eu, dans son enfance, les yeux infirmes et une espèce de bouffissure de tout le corps. Ces accidents ayant disparu par le progrès de l'âge, il fut attaqué d'un asthme humide, dont les accès revenaient deux ou trois fois par jour; les eaux de *Cauterets,* de la fontaine la *Raillère,* ne procurant presque pas d'expectoration, on eut recours à celle du *petit-bain* (aujourd'hui le *Pré,* de toutes les eaux la moins pectorale), qui diminuèrent la fréquence des accès et excitèrent une quantité énorme de crachats; leur usage ayant été continué pendant un mois et plus, cet homme fut long-temps sans éprouver aucune atteinte de maladie.

On voit donc que *Bordeu* lui-même, qui se félicite d'avoir fait ressortir l'importance des eaux sulfureuses des *Pyrénées* dans le traitement des affections chroniques de poitrine, ne cite que deux cas de pulmonie guéris par les *Eaux-Bonnes,* cas où il est douteux que l'ulcération existât, et que le parallèle est entièrement à l'avantage des nôtres. Que penser maintenant de ceux qui sans cesse répètent que la pulmonie est au premier rang des maux qui réclament *impérieusement* l'usage des *Eaux-Bonnes*, et qui, malgré des effets journaliers et malheureux, vous disent que les malades trop faibles, trop délicats ou trop susceptibles, n'ont du bien à attendre que d'elles ; mais ni *Bonnes* ni *Cauterets*, encore moins le *Mont-d'Or*, ne conviennent à ceux qui, réduits à un degré de dépérissement considérable, donneraient lieu d'être surpris de les voir se bercer de douces espérances, si la nature ne voulait, par de semblables dispositions, atténuer ce que leur état a de pénible ; la fièvre les désole, la toux déchire leur poitrine, leurs crachats sont fétides, abondans et de couleur variée ; leur haleine est puante et leur peau terreuse ; la faiblesse va croissant ; elle amène tour à tour des selles et des sueurs colliquatives. Alors leurs yeux sont creux, les joues enfoncées, le nez aminci, leurs cheveux tombent, les ongles même sont altérés dans leur couleur.

Chaque jour, il est vrai, des maladies de poitrine rebelles aux traitemens les plus rationnels, et qui se montrent alarmantes par la gravité des symptômes, où l'on trouve également le marasme et la fièvre hectique, les sueurs et les excrétions purulentes, cèdent ou résistent à leur emploi de la manière la plus complète et la plus inattendue. Ici, du moins, ces non succès, malgré la ressemblance des phénomènes extérieurs et leur marche identique, chose erratique toutefois, sont facilement compris, quand on vient à savoir qu'ils reconnaissent pour cause des états morbides différents ; mais que dire de ces lésions graves, de ces dégénérescences profondes, minant sourdement des organes d'une si grande importance, n'étant long-temps suivies que d'une toux férine, d'une fièvre insignifiante, de dyspésie légère sans expectoration suspecte, sans la moindre émaciation, ne devenant consomptives qu'au dernier jour, même au moment d'expirer, peut-on dire ? — « M. S.-L.-P. (22 » ans), tempérament robuste, livré à des travaux intellec- » tuels qui l'assujétissaient à des veilles, à des recherches » pénibles, à des déplacemens continuels, avait un appétit » excessif, se nourrissait mal et prenait deux fois le jour de » l'eau-de-vie ; tout-à-coup et sans cause appréciable, toux

» vive, crachats sanguinolents; oppression plus forte, sans
» douleur ni changement dans la voix. Bientôt toux conti-
» nuelle, crachats abondants, jaunes mais point purulens;
» fièvre brûlante, émaciation, sueurs nocturnes, faiblesse;
» bon *appétit*, selles régulières, poitrine sonore, hors un
» peu de matité sous la clavicule gauche; l'auscultation la
» plus attentive ne décelait nulle part aucun signe de péric-
» toloquie... Jugé catarrheux et soumis comme tel aux mé-
» dications antiphlogistiques et pectorales, etc., M. S.-L.-P.
» meurt suffoqué, deux mois après les premiers accidents. »

Le cadavre de ce jeune homme, dont l'affection moins remarquable par la marche aiguë qu'elle prit les derniers jours que par le peu de saillie de ses caractères propres, présenta à l'autopsie les deux poumons farcis de tubercules à tous les degrés; dans presque toute leur étendue se trouvaient de vastes cavernes. L'une d'elles, située au sommet du poumon gauche, aurait logé un œuf de poule; une seconde, située au sommet du poumon droit, quoique moins grande, était encore fort considérable; il y en avait encore six ou sept autres, qui communiquaient entr'elles et occupaient la périphérie de l'organe, en sorte qu'elles se trouvaient éloignées des grosses divisions bronchiques; circonstance qui paraît expliquer pourquoi nous n'avons point trouvé de pus dans les crachats qui ont demeuré épais et visqueux jusqu'à la mort, à ce point qu'au moment de l'asphyxie, nous avons eu l'idée qu'elle était due à un de ces crachats que le malade n'avait plus eu la force de rejeter.

Partout où il n'y avait point de tubercules ou de cavernes, le poumon était hépatisé en rouge et même en gris. Cette dernière altération était surtout remarquable vers la partie inférieure du lobe moyen du poumon gauche.

La seule partie perméable à l'air dans les deux poumons était le lobe inférieur du poumon gauche et la moitié seulement du lobe inférieur du poumon droit. Néanmoins, de nombreux tubercules presque à l'état rudimentaire existaient dans ces parties.

Le lobe inférieur du poumon gauche était gorgé de sang.

La principale branche de ce lobe était obstruée par un caillot de sang, ce qui vraisemblablement a causé l'asphyxie; en considérant que la respiration n'avait lieu que dans ce tiers du poumon gauche, qui en fut privé accidentellement, et dans la 6e partie du poumon droit. En général, la muqueuse des bronches était ramollie, ulcérée même, dans plusieurs points de son étendue.

La plèvre pulmonaire était adhérente, dans la partie postérieure des organes et correspondante des cavernes; il existait un épanchement de près d'une livre dans les plèvres; le péricarde contenait aussi beaucoup de liquide. Le cœur, hypertrophié dans les parois du ventricule gauche avec rétrécissement de cette cavité, ne nous a offert rien de remarquable dans le ventricule droit qui était complètement vide.

Dans l'abdomen, nous avons trouvé des traces d'une péritonite ancienne et d'une gastro-entérite encore très grave. Comment expliquer, dans ce cas extraordinaire, la sonorité de la poitrine; comment se rendre compte de l'absence de pus dans les crachats; comment ce jeune homme ne se sentait-il souffrant que depuis deux mois?

Heureusement les malades viennent à nos eaux avant d'avoir subi des désorganisations aussi profondes, car de quels secours leur seraient-elles alors ? mais puisque de tels accidents sont en dehors de toute prévision, puisque pour eux les symptômes sont muets et qu'on ne peut, même en s'aidant des moyens d'investigation connus et des travaux si importans de plusieurs observateurs modernes, reconnaître leur nature ni leur siège, à quel procédé faut-il se rattacher pour ne jamais confondre une phthisie confirmée et incurable avec des affections de poitrine qui ne sont qu'une image plus ou moins ressemblante de cette maladie? Un jour peut-être, et par suite de nos efforts, nous acquerrons, espérons-le, une connaissance approfondie des modifications que subissent dans de tels maux la structure et la vitalité des organes pulmonaires; et, dirigeant notre attention sur les phénomènes les plus fugitifs qui en décèlent l'existence, nous parviendrons à prescrire nos eaux

avec plus de sûreté, et à saisir les contr'indications qui
en rendent si souvent l'usage nul ou dangereux.

Mais quelque difficile que soit cette appréciation, nous
en savons assez pour ne pas attribuer constamment les altérations qu'éprouvent les organes de la respiration à un seul
mode vital et ne pas en borner l'étendue à l'un ou à l'autre
des tissus qui les composent, ni vanter les antiphlogistiques comme les seuls convenables pour en arrêter les progrès ; agir ainsi, serait fausser les observations les plus
positives ; dans les maladies avancées, en effet, le mal réside
ou retentit sur tous les points, et peut-être n'est-il pas de
molécule qui ne partage dans sa nutrition et ses mouvemens la manière d'être pathologique d'organes aussi profondément lésés. Avec *l'irritation*, il faut encore admettre
ces dispositions originaires, qui n'éclatent qu'à des époques ·
déterminées et qui néanmoins s'annoncent par des dehors
non équivoques ; visiblement ici un vice de conformation
précède ou suit l'asthénie primitive de l'action pulmonaire,
et a pour résultat une hématose incomplète ; or, tous les
systèmes souffrent de la privation des qualités essentielles
du sang ; la nutrition reste inachevée et toutes les dégénérescences tuberculeuses ou autres d'en provenir !

Il faut voir de même dans les différentes diathèses et la
délitescence *d'éruptions cutanées* des indications qu'on ne .
saurait négliger sans un danger réel (le résultat des maladies à siège fixe doit être envisagé comme un état débile,
que les antiphlogistiques exaspèrent), et encore avoir égard
à ces fluxions habituelles subitement interverties, qui
nécessitent, dans le traitement, des modifications si salutaires. Enfin, il n'est pas jusqu'à la manière d'agir des causes morales qu'il ne faille apprécier avec exactitude, tant
ces circonstances peuvent amener des changemens utiles
ou défavorables.

La phthisie aurait donc pour cause un ulcère dans les
poumons, des tubercules profonds crus ou ramollis ; un état .
ulcéreux ou d'autres érosions du parenchime lui-même et
des bronches, sur une plus ou moins grande partie de leur
surface. Ces lésions différentes qui, selon leur intensité

et leur durée, influent réciproquement les unes sur les autres, sont le résultat d'une disposition constitutionnelle lymphatique, ou la suite d'inflammations parenchimateuses et bronchiques.

Ces organes subissent quelquefois encore d'autres dégénérescences singulières, mais peu importantes pour la thérapeutique, et dans lesquelles il n'y a d'essentiel à déterminer que leur étendue et le degré d'inflammation qui les accompagne, ou l'inflammation aussi d'autres organes dont l'influence sympathique concourt à l'entretenir ou à la rendre plus fâcheuse, telle celle de l'estomac, du cœur ou des viscères qui, par son énergie et sa durée, peut rendre la pulmonie incurable; par rapport à nos eaux surtout, l'irritation que la muqueuse gastrique éprouve alors est une complication d'autant plus fâcheuse que les organes de la digestion reçoivent directement et très immédiatement la stimulation minérale.

Ces affections du poumon où des tubercules purulents ou crus croissent et se développent en raison de phlegmasies qui les environnent, ont pour caractère un pouls dur et large, de la toux sans expectoration ou une expectoration qui ne soulage point, de l'oppression, des pommettes rouges le reste de la face étant pâle; un mouvement fébrile, rapide, violent et continu; peau brûlante et fréquentes hémopthisies; nos eaux y sont contraires, n'exista-t-il à leur début qu'un état nerveux ou pléthorique sans trouble de la circulation.

« PREMIÈRE OBSERVATION. — Imagination vive, constitu-
» tion nerveuse et lymphatique, délicate, facile à réagir,
» singulièrement énervée par des maladies antérieures
» (contre lesquelles avaient échoué plusieurs remèdes et
» les eaux de Barèges); règles supprimées, crachats puru-
» lents, hémopthisie, fièvre lente avec rehaussement, dou-
» leurs vagues, sueurs, digestions laborieuses, tels étaient
» les phénomènes que présentait Mme D., de Lisle, à son
» arrivée à Cauterets. Durant dix jours, et par l'effet des
» eaux de la *Raillère* mitigées avec du lait et des pédiluves,
» tous les symptômes s'amendèrent hormis les crachats

» qui furent constamment purulents, salés, striés de sang
» et fétides. Le 11ᵐᵉ, et tout-à-coup, hémopthisie qu'on
» rapporta à une dose plus forte d'eau minérale et à l'agita-
» tion nerveuse que la malade éprouvait aux époques où ses
» règles auraient dû paraître; tout fut suspendu; durant
» vingt jours encore, les eaux furent prises et laissées; il y
» eut un mieux sensible, alors nouvelle hémopthisie. Mᵐᵉ
» D. quitta Cauterets, et mourut trois mois après; un *dras-*
» *tique*, qu'un charlatan lui vanta comme infaillible, hâta
» sa mort et rendit son agonie bien douloureuse.

» DEUXIÈME OBSERVATION. — Un jeune homme de 25
« ans, d'une constitution phthisique, eut, dès l'âge de
» vingt ans, plusieurs hémopthisies; la moindre fatigue les
» causaient, ainsi que les liqueurs; bientôt survint la pulmo-
» nie. A son arrivée à Cauterets, douleur de poitrine aiguë,
» pouls dur et fréquent; un verre d'eau de la *Raillère*,
» coupée avec l'eau d'orge, exaspéra la toux; douleur plus
» vive, soif, fièvre plus forte; le soir, crachats sanguino-
» lents; dans la nuit, hémopthisie d'un sang écumeux et
» vif; les locs, le petit-lait avec le sirop de gomme le
» soulagèrent; on aventura un second verre d'eau coupé
» avec l'eau de violettes; l'excitation fut sensible (c'est-à-
» dire qu'il se sentit encore agité, mais sans cracher de
» nouveau le sang); le troisième verre causa des accidents
» plus malheureux. Le malade se retira et mourut au prin-
» temps. »

Nos eaux sont particulièrement utiles contre ces dispositions spontanées du tissu pulmonaire ou venues, comme
le dit *Broussais*, par le seul effet des stimulations inévita-
bles auxquelles tout homme est soumis dans le genre de
vie le plus tranquille et le plus uniforme; dispositions qui
sont l'apanage des personnes à stature élevée, rétrécies dans
leurs formes, débiles et très irritables, qui ne se dissipent
jamais par la seule et unique observance d'un régime convenable, mais qui dégénèrent au contraire, et infaillible-
ment, dans l'âge où la poitrine devient l'aboutissant de toutes les réactions vitales.

C'est dans l'adolescence et avant l'apparition d'aucune

douleur, quand ces jeunes personnes n'ont encore éprouvé ni toux, ni enrouement, ni mal de gorge, ni expectoration d'aucune espèce que nos eaux sont favorables; par elles, une excitation générale soutenue, mais modérée, est produite; les forces augmentent et s'équilibrent, les sécrétions deviennent régulières et plus actives, et, par ce mouvement tout d'expansion, elles préviennent l'irritation ou tout autre état morbide que suivent d'habitude des phlegmasies profondes, des ulcérations et autres dégénérescences particulières à ces organes.

« TROISIÈME OBSERVATION. — M¹ˡᵉ B., de Bordeaux, âgée » de 10 ans, très probablement atteinte d'une disposition » qu'il est si important de ne pas laisser développer; sa » mère, sa sœur, jeunes encore, étaient mortes pulmoni- » ques; elle paraissait réservée au même sort. La confor- » mation de sa poitrine, sa physionomie et plusieurs autres » circonstances dénotaient l'existence d'une diathèse dont » les progrès devaient aller croissant, si l'on ne parvenait à » les prévenir; on conseilla un voyage à Cauterets; un pre- » mier essai fait concevoir des espérances; 60 verrées d'eau » de la *Raillère*, coupée avec du lait, vingt-cinq demi- » bains à *Bruzaud*, et cet ensemble de circonstances hygié- » niques dont nous sommes entourés, ont fortifié l'esto- » mac, ranimé le teint, déterminé un appétit insatiable » et l'apparition de beaucoup de petits boutons aux jambes » avec prurit. »

« QUATRIÈME OBSERVATION. — M¹ˡᵉ V., âgée de 16 ans, » chétive et malingre, placée dans des circonstances ana- » logues, a retiré de l'usage des eaux de la *Raillère* des » forces, un bon appétit et des règles abondantes; tout » porte à croire qu'en les continuant, elle préviendra le » sort funeste de sa sœur infortunée : nous l'avons revue » cette année et bien portante. »

Le même mécanisme les rend encore bienfaisantes quand partie de ces accidents si redoutables sont déjà réalisés, mais le moment presse, quelques jours encore et leur effet pourrait être incertain ou dangereux; le pouls chez ces individus est resté calme et la peau sans chaleur; mais le teint se flétrit, la fraîcheur disparaît, les épaules deviennent saillantes, la voix s'altère, et bientôt, si on n'a rien fait pour en arrêter la marche, les sympathies se réveillent, la circulation s'émeut, et les symptômes de la phthisie si souvent énumérés grandissent et s'accumulent; leur emploi nécessite alors de la prudence et de l'habileté, et souvent des modifications variées que l'expérience suggère seule.

« CINQUIÈME OBSERVATION. — Mᵐᵉ C. G., religieuse, âgée » de vingt-deux ans, *issue de race pulmonique* (sa mère, ses » frères et beaucoup d'autres parents étaient morts de » cette maladie), vint à Cauterets pour arrêter le dévelop- » pement d'une affection dont elle avait déjà ressenti les » atteintes; elle avait de la fraîcheur, de l'embonpoint, et » néanmoins, depuis six mois, plusieurs hemopthisies » étaient survenues sans cause apparente; oppression; le » moindre exercice, fatigue; sans cesse goût de sang à la » bouche; douleur sourde sous le sternum; deux fois repro- » duit, cet appareil de symptômes avait deux fois cédé à » une saignée; dans l'espoir d'en prévenir le retour, nous » conseillâmes Cauterets; nous le fîmes par le souvenir du » soulagement qu'avait retiré de nos eaux chacun des » infortunés parents de la malade, par la considération » du tempérament, par celle des propriétés prophilacti- » ques de la *Raillère* dans les pulmonies commençantes; » de l'absence, enfin, de tout mouvement fébrile, de la spon- » tanéité des hémopthisies et de la diminution des règles. » L'eau de la *Raillère* et des bains de pied provoquèrent, » le 10ᵐᵉ jour, une sueur légère qui amenda les douleurs; » par suite d'une promenade à la *Raillère*, légère hémop- » thisie qui cède à la diète et à des boissons rafraîchissan- » tes; le 23ᵐᵉ jour, éruption avec prurit aux jambes et aux » cuisses; le 26ᵐᵉ, même état, plus de chaleur au visage, » pesanteur des reins; le soir, apparition des règles qui » durèrent deux jours de plus que d'habitude, et furent » suivies de leucorrhée; Mᵐᵉ C. G. jouit encore du bien- » être que lui procura la *Raillère*. »

Un de ses frères et trois cousins, dont la santé a donné long-temps de vives inquiétudes, ont trouvé dans nos eaux un secours avantageux ; ils vivent maintenant dans la plus grande sécurité, et se livrent à des occupations utiles quoique pénibles.

De même, le bien qu'ont ressenti de l'usage de nos eaux plusieurs individus depuis long-temps phthisiques semble établir aussi qu'elles possèdent l'importante propriété de seconder la nature dans ses efforts pour le ramollissement et l'évacuation de la matière tuberculeuse, et de favoriser alors la formation successive des cicatrices, de telle sorte que leur fonte venant à s'effectuer et à tarir, des guérisons plus ou moins durables adviennent contre toute espérance, ces malades ne conservant plus de leur délabrement de poitrine qu'un peu de toux et des crachats muqueux ; longtemps, chez eux, l'émaciation, la fièvre hectique et des crachats jaunes, opaques et purulents, auraient été des sujets de crainte sérieuse si la percussion et l'exploration par le cylindre n'avaient indiqué que la plus grande partie des poumons était perméable à l'air, quoique la pectoriloquie fût manifeste sur d'autres points.

« SIXIÈME OBSERVATION. — Madame Aga. S. C., d'origine » pulmonique, a eu, douze années de suite, sa poitrine » envahie par des foyers tuberculeux et purulents ; la toux » était croupale ; ses crachats tour à tour visqueux, gris et » transparents, jaunes, opaques, purulents et verdâtres, » contenaient souvent de la matière tuberculeuse ramollie ; » quoique mal réglée, Mme S.-C. n'a jamais éprouvé d'hé- » moptbisie ; elle a eu de plus et constamment des fleurs » blanches ; des érosions aphteuses à la vulve, sur la mu- » queuse buccale et gutturale ; les glandes du cou gorgées, » douloureuses et toujours facilement résoutes ; les eaux de » la *Raillère* qu'elle a pris six ou sept années de suite, et » deux mois chaque saison, ont mis fin constamment à tous » les accidents phthisiques ; sa santé est aujourd'hui pas- » sable ; elle ne conserve, de cette affreuse maladie, que » de la dyspnée et une aphonie complète, une toux sonore ; » par intervalles, les glandes cervicales se gorgent, devien- » nent douloureuses et s'effacent. Depuis 1840 la voix est » revenue, les glandes seules sont squirreuses.

» SEPTIÈME OBSERVATION. — Mme R.-B.-D., haute stature,
» mais bien conformée, excessivement irritable, après une
» toux habituelle et convulsive, suivie de fréquentes hémop-
» tisies, eut une extinction de voix, et bientôt après cra-
» chats abondants puriformes; le marasme, la fièvre, des
» sueurs nocturnes bornées au thorax; elle avait cessé
» d'être réglée; l'appétit seul était bon et elle en abusait.
» Le murmure respiratoire se faisait sentir sur plusieurs
» points; il y avait pectoriloquie sur d'autres; nos eaux de
» la *Raillère*, prises dans deux années, effacèrent tous ces
» accidens, et lui donnèrent un embonpoint et une fraî-
» cheur remarquables; mariée, elle se porte parfaitement;
» seulement, et dans les temps brumeux, sa voix s'éteint
» et l'haleine est courte et précipitée. »

Dans d'autres circonstances, une tumeur d'un volume
variable occupant l'intérieur du poumon s'accroît aux
dépens même des tissus dont il est formé et reste station-
naire plus ou moins long-temps; siège inconnu d'une suppuration désorganisatrice excessive, cette affection est parfois simulée par un simple rhume ou un catarrhe, rebelle à
tous les moyens rationnels. Lorsque, par suite d'une excitation quelconque, les enveloppes se brisent, le pus engoue
les divisions bronchiques; s'il fuse peu à peu, le malade
peut alors guérir; en se répandant brusquement dans la
trachée artère, le cas est dangereux, la suffocation imminente, et la mort est inévitable et prompte; tels furent Mme
A.-L. de Lisle-d'Oleron, et le malheureux Jacques, por-
tier du collége d'Auch, dont j'ai publié ailleurs les observations; chez lesquels quelques verrées d'eau de la *Raillère*
et de *Pause* déterminèrent dans peu de jours l'explosion
d'une vaste vomique.

« L'an dernier encore pareil accident est survenu à M.
» D. de Nérac, cru asthmatique et atteint en outre de dou-
» leurs violentes de sciatique. On lui avait conseillé de
» boire l'eau de la *Raillère* et de prendre des bains et des
» douches à *Bruzaud*. Les douleurs se calment, il marche
» dans les lieux plats sans trop de fatigue ni de toux, l'ap-
» pétit est surtout extrême. Le 16 juillet, par une belle

» matinée, le vent soufflait du sud (quelques jours de
» repos lui ayant été recommandés), M. D. se fit porter aux
» bains du *Bois*. Au retour et en chemin, sensation incon-
» nue mais pénible; il s'arrête plusieurs fois pour se sou-
» lager et reprendre haleine; il accûse la faiblesse et le
» besoin de manger de cette gêne inconnue. Mais à peine
» a-t-il pris quelques cueillerées de chocolat au lait, qu'il
» éprouve une quinte de toux violente suivie de crachats
» briquetés, purulents et fétides. Aucun moyen ne peut
» calmer la toux ni arrêter cette étonnante expectoration;
» M. D. expira le lendemain 17, à 11 heures du soir. »

C'est à tort qu'on nous accuse, ainsi que l'a dit M. Marchant, d'être surpris de la promptitude avec laquelle les
eaux provoquent de tels accidents; ce qui ne serait nullement étrange du reste (quoique dans ce cas la secousse du
palanquin et l'action du vent du sud aient plus fait que les
eaux); mais quand de semblables phénomènes se réalisent et
qu'on les croit utiles, on se fait un devoir de les publier.

Dans le premier cas, et lorsque nul autre accident n'existe,
les parois de la cavité se revêtent d'une membrane qui tient
à la destruction du poumon et nos eaux la favorisent; différemment, les secousses qu'elles impriment à la circulation
sont préjudiciables à des organes aussi profondément lésés
et où se trouvent encore d'autres foyers tuberculeux.

Nous venons de signaler, parmi les affections que subissent les organes pulmonaires, les nuances phthisiques
constitutionnelles, tuberculeuses, que nos eaux préviennent, atténuent ou guérissent et la gravité que leur impriment d'autres maladies, sans avoir rien dit des tubercules
eux-mêmes, de leur nature, de leur forme, de leur volume,
des causes qui leur donnent naissance, toutes choses étran-
gères à l'objet que nous nous proposons; mais ces maladies
elles-mêmes, sans tubercule aucun, peuvent être la cause
de désordres phthisiques considérables, qui nécessitent ou
repoussent l'emploi de nos thermales, sans changer de
nature et uniquement selon leur intensité et leur plus ou
moins grande étendue.

Lorsque, sans procurer la mort, l'hépatisation ou des

congestions de matière *séro-sanguinolente*, la pneumonie se borne à ne produire que la suppuration et que tout l'appareil inflammatoire cesse ou diminue, la maladie devient chronique et se prolonge non pas avec tous ses symptômes, mais avec un seul ou quelques-uns des plus saillants, et selon qu'elle est ou disséminée sur plusieurs points ou réunie sur un seul foyer, de manière à constituer un abcès, le traitement par nos eaux réussit ou est contraire; et ce résultat différent tient, comme dans les autres modes phthisiques, à l'irritabilité que conservent les poumons, à la période plus ou moins avancée de ces maladies, à la réaction imminente des divers systèmes, à l'état d'asthénie ou d'irritation des voies digestives; le plus souvent alors et durant des années, tout se passe sans phénomène alarmant; la toux est modérée, les crachats blanchâtres, roulés, opaques et consistants ou mêlés à beaucoup de pituite. Il n'existe presque pas de douleur à la poitrine; toujours l'émaciation est lente, et comme il n'y a chez ces malades qu'érosion sans désorganisation profonde, la résolution ou la résorption deviennent faciles; toutefois, c'est par l'expectoration que nos eaux guérissent le plus ordinairement, mais dès qu'adviennent la fièvre et l'œdème des jambes, elles sont sans vertu ou sont nuisibles.

Ce sont là les phthisies à crachats purulents sans ulcération ni tubercules souvent guéries par nos eaux de la *Raillère* ou de *Bonnes*, et que l'on confond tous les jours avec les pulmonies à dégénérescences tuberculeuses confirmées, si rarement curables Leur vertu résolutive, dans ces circonstances, est d'autant plus efficace que ces altérations se trouvent sous l'influence d'une diathèse scrofuleuse ou la répercussion d'une maladie éruptive dartreuse ou de toute autre nature.

« HUITIÈME OBSERVATION. — Mme C. B., de Toulouse,
» âgée de 25 ans, eut dans son enfance le croup et la rou-
» geole; plus tard et plusieurs fois, rhumes difficiles à
» guérir avec crachats sanguinolents; mariée à vingt-un
» ans et devenue mère, elle nourrit pendant six à sept
» mois sans aucune fatigue. Mais depuis et jusqu'au 15e,

10.

» époque où l'allaitement finit, soif, toux, douleur à la
» poitrine et aux épaules, amaigrissement et pâleur con-
» sidérable; bientôt toux plus forte et continue sans grande
» expectoration; digestions pénibles, hémorroïdes que les
» sangsues semblent rendre plus fréquentes, fièvre irré-
» gulière à l'occasion de la plus légère inquiétude ou de
» la moindre erreur de régime : le petit-lait, les pecto-
» raux, le lait d'ânesse, les *Eaux-Bonnes*, le séjour à la
» campagne, rien ne l'avait soulagée, et le plus attentif
» n'y avait signalé aucune espèce de lésion. Vu la longueur
» et l'opiniâtreté de cette maladie, on conseilla un voyage
» à Cauterets; quatre-vingt verrées d'eau et trente demi-
» bains de la *Raillère* mirent fin à tous les accidents, et
» provoquèrent des pustules avec prurit dans le dos, aux
» cuisses et un flux hémorroïdal considérable.

» Mme C. B. avait eu, dès son enfance, et plusieurs fois
» depuis, des pustules pareilles aux épaules, à la lèvre
» supérieure et à la figure, qui disparaissaient facile-
» ment. »

« NEUVIÈME OBSERVATION.—Mme P.G., des environs d'An-
» goulême (33 ans), complexion lymphatique, stature
» haute, poitrine rétrécie, mère de quatre enfants qu'elle
» avait nourris et élevés; depuis deux ans et à la suite de
» plusieurs péripneumonies, toux, crachats variés, actuel-
» lement opaques, jaunes, parfois striés de sang, hémop-
» thisies légères à l'époque où les règles auraient dû paraî-
» tre ; voix éteinte, sueurs nocturnes et bornées; oppres-
» sion au moindre mouvement; murmure respiratoire plus
» ou moins sensible; moral très découragé; durant dix
» jours deux verrées d'eau pure de la *Raillère* fatiguent et
» causent des douleurs de coliques (la seule idée du lait
» et des sirops lui répugnent); tout-à-coup, et par l'effet
» d'un demi-bain que la malade prit tous les deux jours,
» l'expectoration devient copieuse et facile; l'appétit se
» réveille ; les forces augmentent; l'amélioration, de plus
» en plus progressive, est le résultat de cent verrées d'eau
» de la *Raillère* et de vingt demi-bains de la même fon-
» taine.» Si, dans l'observation ci-dessus et autres, l'*action*

révulsive est manifeste, il n'y a eu rien de pareil chez Mme P. G. C'est en effet sur les poumons eux-mêmes que les eaux ont agi.

Les maladies de poitrine où nos eaux agissent avec le plus de succès sont les pulmonies muqueuses, de toutes les espèces la plus commune; au surplus le diagnostic n'en est pas toujours facile à déduire. Comment en effet déterminer, dans toutes les circonstances, le point précis où une bronchite finit et où une pneumonie commence; où saisir les nuances qui séparent un catarrhe chronique d'un asthme humide, de la phthisie muqueuse; affections qui dans leur état de simplicité ont toutes même siège et reconnaissent des principes identiques? Ces nuances, toutefois, ne sauraient être dédaignées pour le succès du traitement et l'emploi de nos thermales. Avec le marasme, la fièvre hectique, les sueurs nocturnes et bornées, les crachats purulents, existent encore d'autres phénomènes ou de semblables altérations, mais moins intenses, moins étendues. Les bronches sont les seuls organes où la phthisie muqueuse conserve une existence indépendante et séparée; à la période d'acuité a succédé l'asthénie; leur faculté réactionnaire, si active auparavant, s'est éteinte; leurs forces radicales sont atténuées et réduites; devenues boursoufflées ou épaisses, leur élasticité a disparu, d'où les congestions qui les encombrent et l'utilité de nos thermales comme essentiellement toniques et confortantes; et cet effet est d'autant plus facile que l'estomac qui en reçoit l'impression, n'étant point irrité, l'action des eaux s'étend sympathiquement jusqu'aux bronches, et produit sur elles une stimulation directe plutôt qu'une excitation dérivative.

Si, de plus, la pulmonie muqueuse est le produit d'une métastase ou d'une suppression sanguine, on voit souvent le retour de ces écoulements être le seul phénomène qui accompagne la résolution de l'inflammation des bronches, résolution qui peut être subite.

« DIXIÈME OBSERVATION. — M. R., de Bordeaux (45 ans), » tempérament robuste, deux fois atteint d'une bronchite » aiguë, en éprouva une troisième dans l'hiver de 1833,

» qu'il ne traita point à son début avec l'énergie néces-
» saire, ni avec assez de persévérance ; par suite et durant
» quinze mois, toux, crachats abondants, et tour à tour
» visqueux, jaunes et opaques ; l'irritation paraissait exis-
» ter au lieu de la bifurcation des bronches ; la respiration
» était gênée et un peu râleuse ; sentiment d'érosion à la
» gorge ; murmure respiratoire variable selon que l'expec-
» toration est plus ou moins facile ; plusieurs fois des aph-
» tes avaient occupé la gorge et les gencives ; des élevures
» herpétiques existaient de même au dos, aux aisselles et
» au jarret gauche. Ces éruptions étaient rentrées ; trente
» demi-bains de la *Raillère*, et une centaine de verrées
» d'eau de cette fontaine', mitigée les premiers jours avec
» du sirop de lierre terrestre, firent de nouveau paraître
» les boutons aux jambes, les séchèrent et tarirent l'ex-
» pectoration, ce qui n'aurait pas dû survenir, M. R. n'ob-
» servant aucun régime et menant la vie la plus agitée.
» ONZIÈME OBSERVATION. — Mme B., des environs d'Agen,
» d'un tempérament bilieux-sanguin, éprouvait depuis
» cinq ans des douleurs vagues à la poitrine que n'avaient
» pu guérir divers remèdes, les eaux du *Castera* ni les
» *Eaux-Bonnes;* toux continuelle, crachats purulents, fiè-
» vre, diminution des règles, mais point toujours égale.
» Mme B. ne put digérer l'eau de la *Raillère; elle lui causait*
» *un poids à l'épigastre, une oppression pénible, qui ne cessait*
» *que par l'effet d'une selle;* deux verrées d'eau de *Mauhourat*,
» bue à la source, coupée avec du petit-lait et conseillée
» comme essai, fut digérée ; transportée à la *Raillère* et
» prise pure, cette eau fut également digérée. Au dixième
» jour, mieux sensible ; la malade joignit à la boisson des
» demi-bains de la *Raillère;* le seizième jour les règles sur-
» vinrent et durèrent quarante-huit heures ; mieux crois-
» sant ; le vingt-deuxième, colique vive suivie de leu-
» corrhée ; le vingt-cinquième plus de douleurs, crachats
» naturels et rares, bon état des forces ; essayée de nou-
» veau, l'eau de la *Raillère* ne fut point digérée ; l'estomac
» se gonfla et il survint de même une selle liquide ; la
» malade partit guérie le trente-deuxième jour.

Ne résulte-t-il pas de ce fait, de quelques-uns qu'on a déjà lus, et de plusieurs que nous pourrions citer encore (nous n'en finirions pas si nous voulions citer tous ceux que nous recueillons chaque année), que, beaucoup trop timides, nous ne faisons pas un assez grand usage de nos eaux de *Mauhourat* et de *César*, dans ces maux désespérés où l'on n'a de succès à attendre que du trouble que les médicaments produisent et de l'impression favorable qu'en éprouve la sensibilité des poitrinaires ? voyez avec quelle promptitude elles provoquent souvent des hémorroïdes et rompent des abcès. Voyez, de même, les Indiens guérir les pulmonies avancées à l'aide de l'*alcornoc*, végétal actif qui cause une fièvre violente et des évacuations abondantes. A l'appui, rapportons encore une observation curieuse de *Pétiot* : ce médecin raconte qu'ayant mal écrit l'ordonnance *trois gros salep*, le pharmacien lut *jalap*. Ce dernier fut administré à la religieuse phthisique à qui le salep était destiné; mais, chose singulière! le drastique produisit une énorme évacuation et guérit la malade. *Pétiot* croyait, d'après ce fait, qu'il y a des phthisies sympathiques d'un état gastrique. Cette explication ne me paraît pas admissible, et nous ne voyons en cela que l'effet d'une forte, mais heureuse dérivation.

Affections catarrhales. — On voit à nos eaux, chaque année, plusieurs personnes habituellement enrhumées et crachant beaucoup; d'autres, sujettes à des leucorrhées, à des diarrhées muqueuses, à des vomissements glaireux, sans qu'on puisse toujours en assigner les causes. Leur tempérament est débile, leur pouls dur et lent, les digestions laborieuses, la peau sèche et rude; le froid leur cause une impression pénible; les enfants et les vieillards y sont particulièrement exposés. Une disposition spéciale détermine seule quelquefois ces maladies différentes; mais il arrive fréquemment qu'un refroidissement subit, une transpiration supprimée les provoquent exclusivement.

Le succès constant de nos eaux prouve jusqu'à quel point ces sortes d'affections diffèrent des inflammations franches dont les membranes muqueuses sont aussi susceptibles. Quoi qu'on en dise, on ne saurait, sans nuire, envisager la réaction passagère qu'elles manifestent comme une vraie phlogose et leur appliquer le même traitement. *L'asthénie* est si bien leur essence, que c'est elle qui ralentit leur force d'excrétion et entretient l'état d'engouement où sont alors les organes; car si, jetées dans l'estomac ou administrées en bains partiels, nos eaux ne soulageaient qu'en provoquant de fortes transpirations ou des flux d'urines, on concevrait leur mode d'agir comme révulsif; mais, dans les cas où ces impressions gastriques et cutanées se réfléchissent exclusivement sur les poumons, que l'expectoration est prodigieusement avivée sans douleur aucune, ni autre signe fâcheux, et qu'au contraire elles font cesser des angoisses indicibles, l'oppression, et procurent un sentiment de force et de bien-être, pouvons-nous y voir autre chose qu'une médication excitante et directe? Si, par suite, la peau s'assouplit et excrète plus régulièrement; si les reins gagnent en énergie; si toutes les fonctions s'exécutent avec plus d'ensemble et de force, n'est-ce pas encore un résultat de la même excitation? Bien plus, l'idiosyncrasie des sujets, la nature des causes d'où découlent ces affections et le danger constant des médications douces et émollientes, ne militent-ils pas en faveur de l'asthénie?

» PREMIÈRE OBSERVATION. —M. P., de Tarbes, vieillard septuagénaire, sujet à des rhumes, peau habituellement sèche,
» respiration comme râleuse, expectorait chaque matin, à
» son lever, et quasi sans toux, des mucosités en abondance;
» le froid des pieds causait l'aphonie; toujours le repas du
» soir produisait l'insomnie et l'oppression; aucun remède
» n'avait pu le soulager. Cent verres d'eau de la *Raillère* et
» 30 demi-bains le guérirent en rétablissant les fonctions
» de la peau.

» DEUXIÈME OBSERVATION.—Un homme, dont l'habitude du
» corps était cachectique, éprouvait à son réveil des vomis-
» sements glaireux qui le soulageaient d'un poids incom-
» mode à l'épigastre. Un cautère au bras avait été conseillé;
» l'ipécacuanha et les purgatifs produisaient des évacuations
» considérables, mais ne prévenaient pas de nouvelles con-
» gestions; 70 verres d'eau et 25 demi-bains le guérirent

» de cette incommodité et lui donnèrent grand appétit, en
» provoquant des sueurs gluantes et fétides.

» TROISIÈME OBSERVATION. — Un enfant de dix ans, M. d'Ag.
» P., de Toulouse, poitrine serrée et amaigrie, gêne de la
» respiration, bruits râleux dans la gorge, toux grasse,
» expectoration abondante et glaireuse, inappétence com-
» plète. Un vésicatoire au bras, des boissons pectorales et
» toniques ne l'avaient point soulagé. 60 verrées d'eau, 12
» pédiluves et autant de demi-bains de la source la *Raillère*
» lui donnèrent un appétit vorace, de l'embonpoint et
» rendirent la respiration libre et aisée. Revenu l'an der-
» nier, cet enfant était grandi et méconnaissable.

» QUATRIÈME OBSERVATION. — M. de G. (70 ans), catarrhe
» pulmonaire chronique ; toux grasse, respiration difficile
» et sifflante, crachats visqueux, tenaces, appétit bon ; fai-
» blesse sans amaigrissement sensible.

» M. de G. est le premier et le seul peut-être chez lequel
» on ait fait l'application des vues théoriques et des suppo-
» sitions gratuites de M. *Marchant*.

» M. de G., disait son conseil, prendra, à l'*intérieur* et à
» l'*extérieur*, l'eau de la *Raillère* et plus tard celle de *Pause ;*
» mais s'il arrivait qu'en raison de l'*azote* que ces sources
» contiennent, l'estomac en devînt fatigué et qu'elles pro-
» curassent des vomissements, on enverrait le malade à
» *Mauhourat* deux ou trois jours, pour recommencer la
» *Raillère* et *Pause.* » Ces prévisions ne se réalisèrent point ;
M. de G. supporta parfaitement l'eau de la *Raillère* et se retira
grandement soulagé. Les crachats étaient devenus moindres, épais, roulés et faciles.

Asthme. — On voit à *Cauterets*, chaque saison, une infinité de personnes essoufflées, atteintes d'une respiration
précipitée et fréquente dont l'origine et la cause ne sont
pas faciles à reconnaître. Cette difficulté de respirer qui s'aggrave par intervalles ou d'une manière périodique, dépend-
elle toujours d'une cause semblable, comme paraîtrait l'in-
diquer sa dénomination ; comme le ferait surtout penser
ceux qui envoient constamment les asthmatiques à *César*,
croyant sans doute à cette fontaine des vertus spécifiques
de cette affection singulière et compliquée ?

La différence depuis long-temps aperçue d'un asthme sec avec un asthme humide, différence qui porte sur des choses certaines, suffirait seule pour faire condamner les prescriptions de ceux qui le croient ainsi, si nous n'avions d'autres raisons pour rejeter une erreur aussi préjudiciable.

La dyspnée qui dépend d'une altération profonde des poumons, du cœur, de ses vaisseaux ou des membranes qui les enveloppent ne trouve jamais un utile secours dans nos eaux minérales. Qu'espérer, en effet, de leur action lorsqu'à une prédisposition héréditaire se joignent l'hypertrophie ou l'anévrisme, le rétrécissement ou l'ossification de l'aorte du cœur, l'œdème ou l'emphysème du poumon ou toute autre altération organique. Dans ces cas fâcheux les malades n'ont de soulagement à attendre que d'un régime austère et des remèdes d'une activité médiocre, appropriée à leur sensibilité; nos eaux sont sans vertu, ou ne concourent du moins qu'à éloigner *l'astriction spasmodique* qu'aggravent ou déterminent les accès.

Mais lorsque avec l'épaississement de la membrane interne des bronches, suite d'un rhume négligé ou d'une inflammation chronique, il existe une faiblesse relative des poumons qui rend les congestions muqueuses faciles, et cause ces oppressions continuelles qui, sous bien des rapports, peuvent être assimilées à de vraies catarrhes, presque toutes nos eaux conviennent contre l'asthénie de ce viscère elle-même et les résultats fluxionnaires qu'elle y fixe; mais l'idiosyncrasie des individus, leur irritabilité nerveuse et d'autres états morbides s'opposent à ce qu'on les emploie indifféremment; c'est dans des circonstances semblables que chaque fontaine a des vertus exclusives qu'on ne peut méconnaître sans danger, le succès dépendant du choix judicieux que le médecin fera.

« PREMIÈRE OBSERVATION. — Un homme maigre et vif, âgé
» de quarante-cinq ans, sujet depuis long-temps à un asthme
» qu'avaient produit toutes sortes d'excès, éprouva un grand
» soulagement de l'usage des eaux de *Pause* et de *César;* sa
» respiration devint aisée à la suite de crachats abondants
» et d'urines chargées que l'usage de ces eaux détermina du

» quinzième au vingtième jour. Sa tête alors devint dou-
» loureuse, le sommeil agité, le malade se retira fort à
» propos et passa l'hiver sans attaque ; revenu l'an d'après,
» il me raconta tout le succès qu'il avait retiré des eaux de
» *Pause* et les accidents qu'il avait failli à éprouver ; je
» prescrivis, avec le régime adoucissant, des demi-bains à
» la *Raillère* et deux verrées d'eau de cette fontaine avec du
» sirop d'érésimum. Après un mois d'usage de ces moyens,
» cet homme partit très libre de sa respiration. L'appétit
» avait considérablement augmenté. »

« DEUXIÈME OBSERVATION.—M. L F., de Bordeaux (62 ans),
» parfaitement conformé mais gros, devenu asthmatique à
» la suite d'un rhume négligé et de forts chagrins, faisait
» usage depuis nombre d'années de nos eaux de la *Raillère*
» qui éloignaient les accès et rendaient leur intensité moin-
» dre, sans lui causer ni excrétion ni commotion sensible
» dans la poitrine ; il dormait assis, l'oppression lui rendant
» le coucher pénible ; témoin d'un de ces accès, j'engageai
» M. L.-F. à essayer des eaux de *Pause* en boisson et demi-
» bains ; dans la nuit du dixième jour, fièvre, chaleur à la
» poitrine, moiteur à la peau, et bientôt crachats copieux,
» jaunes et salés ; dès ce moment s'amenda l'orthopnée. Le
» malade dormit dans son lit, ce qu'il n'avait pu faire depuis
» quinze ans ; il a passé des années entières sans éprouver
» de nouveaux accès ; à la vérité M. L. F. est venu, nombre
» de fois encore, consolider par les eaux de *Pause* le bien
» qu'elles avaient déjà produit.

» *Bordeu*, dans sa quarante-huitième observation, raconte
» que les eaux de *Bonnes* et de *Barèges* ont parfois procuré
» un soulagement sensible à quelques asthmatiques jeunes
» et vieux, et n'ont rien fait ou ont été contraires à d'autres ;
» il ajoute qu'une jeune fille affligée de violentes convul-
» sions de la poitrine, du diaphragme et du cœur, se trou-
» vait bien de l'usage des eaux de *Cauterets*, où elle avait
» été envoyée de celles de *Barèges* dont la boisson avait fait
» craindre la *suffocation* de la matrice.

» Une forte toux périodique, accompagnée de difficulté
» de respirer, et souvent d'un vomissement de matière

» pituiteuse, fut guérie radicalement par la boisson des eaux
» de Cauterets, de la fontaine de la *Raillère*. » (Obs. 50.
Bordeu).

Quand l'asthme survient à la suite d'autres maladies ré-
percutées, comme ulcères, dermatoses, hémorroïdes habituelles, etc., nos différentes fontaines font avorter l'orthopnée en provoquant l'apparition nouvelle de ces affections; mais le plus ou moins de mobilité des individus
atteints et une quantité de circonstances qu'on ne peut souvent assigner déterminent le choix des sources et la manière d'en faire usage. Le fait suivant convaincra de
l'importance de ces considérations, en faisant voir qu'un
temps très court suffit pour modifier la sensibilité de nos
organes et prouver que ce qui fut utile hier est contraire
actuellement.

« TROISIÈME OBSERVATION. — Un officier de marine, devenu
» asthmatique sur les pontons *anglais*, vint à Cauterets et
» but chaque jour huit verrées d'eau de *Pause* et de *César;*
» l'expectoration fut facile tout l'hiver, il n'eut pas d'accès
» non plus; revenu l'année suivante, le malade prit, huit
» jours durant, la même quantité d'eau de ces deux fontai-
» nes ; mais soit qu'un état nerveux s'opposât à leur bon effet,
» soit qu'un état gastrique en contrariât l'action, l'asthme
» fut aggravé et il survint fièvre, douleur de reins, ardeur
» en urinant, douleur au côté gauche et autres symp-
» tômes qui accusaient un état saburral bien manifeste;
» deux vomitifs (30 grains d'ipéca en infusion), la diète
» et des boissons apéritives guérirent ces complications
» fâcheuses; des diurétiques doux et l'air de la vallée
» d'Argelès (où j'envoyai le malade) hâtèrent sa conva-
» lescence; de retour, il ne put supporter les eaux de *Pause*
» ni de *César* ni pures, ni mitigées, ni à dose fractionnée;
» celles de la *Raillère* l'irritaient moins, mais la digestion
» en était pénible. *Mauhourat* seul rendit la respiration
» facile, les forces meilleures, en provoquant des urines
» abondantes et une éruption prurigineuse aux jambes. »

Nos eaux sont surtout d'un utile secours dans l'astriction
spasmodique des bronches qui constitue seule ces essouffle-

ments violents et pénibles, soit qu'il n'existe encore aucune
lésion organique incurable, soit qu'elles n'aient acquis que
peu de développement et une médiocre intensité ; car cette
astriction nerveuse des bronches ne saurait être contestée
quoi qu'on en dise ; d'abord l'analogie force à l'admettre ;
puis comment, sans elle, concevoir cette susceptibilité pulmonaire qui fait que les accès surviennent subitement ; peut-
il même y avoir de dyspnée sans sa participation? Il faut au
moins, pour qu'elle s'effectue, autre chose qu'une altération
organique ; la respiration reste en effet souvent intacte chez
des individus tuberculeux ayant des abcès ou des adhéren-
ces, etc. Elle n'est pas du moins toujours dérangée, ce qui
devrait être si ces altérations en étaient la cause exclusive.
Mais si tout semble se réunir à Cauterets avec nos eaux,
pour produire sur les centres nerveux d'agréables impressions et faciliter le jeu des organes pulmonaires, il advient
parfois que son atmosphère est nuisible peut-être en raison
de son extrême pureté.

» Par un temps serein et doux (le 6 août 1831), M. T. M.,
» anglais, de stature haute et mince, sujet à des accès d'asth-
» me, arrive à Cauterets pour y boire nos eaux ; en entrant
» dans la gorge, gêne et malaise ; dans la nuit, et subite-
» ment, orthopnée de plus en plus violente que rien ne
» soulage ; trois jours durant, la suffocation devient immi-
» nente ; impossible d'obtenir aucun détail sur les circons-
» tances de la maladie, ni de se livrer à aucun examen qui
» pût fixer sur sa nature. Jeté dans sa chaise de poste, M.
» T. M. quitte Cauterets ; rendu à *Pierre-Fitte*, il respire
» plus facilement ; à *Bagnères*, et dès la première nuit, som-
» meil parfait, bien-être, grand appétit. Le séjour de *Ba-
» gnères* lui fut des plus favorables ; la difficulté de respirer
» que provoqua une promenade à Grippe convainquit M. T.
» M. qu'un air plus vif, celui des vallées élevées surtout,
» ne convenait point à sa poitrine. »

Du Rhumatisme. — Nos sources actives sont d'une
utilité reconnue contre les rhumatismes. Il est plus rare de
voir conseiller aux malades celles de la *Raillère* et *Bruzaud*,
dans la persuasion où l'on est qu'il faut toujours violemment

agir contre ces affections tenaces. C'est pour avoir mal ana-
lysé leurs principes élémentaires qu'on a cru indispensable
l'usage des douches, des vésicatoires, et de beaucoup d'autres médicaments vantés dans les volumineux ouvrages
écrits sur ce sujet, et que semblaient autoriser les opinions
célèbres émises sur sa nature. Maintenant qu'on ne considère plus le *rhumatisme* comme n'étant qu'une phlegmasie, un
état sympathique dépendant d'une fièvre abdominale, etc. ;
que, préférant l'ignorance à ces théories, on ne voit dans
cette maladie des muscles que l'effet d'une disposition organique qu'influence d'une manière fâcheuse l'impression d'un
air froid et humide, qu'accompagnent toujours la douleur,
l'irritation ou la faiblesse des parties affectées, on peut
mieux apprécier les indications, juger de l'action respective
de ces éléments entr'eux et des médicaments qu'ils exigent.

La Raillère convient aux personnes irritables, chez lesquelles le rhumatisme cause des douleurs passagères dans
toutes les parties du corps. En bains, elle augmente la
transpiration insensible, apaise le désordre nerveux et facilite le jeu des muscles. En boisson, elle seconde ces effets ;
mais elle agit plus particulièrement sur les reins, et semble
par cette voie en opérer la crise.

« PREMIÈRE OBSERVATION. — M. B., négociant de Bor-
» deaux, d'un tempérament nerveux, mais robuste,
» éprouva, au mois de novembre 1816, un rhumatisme
» arthritique très aigu au cou, à l'articulation du bras droit
» avec l'épaule, au dos et aux lombes ; les méthodes cura-
» tives les mieux entendues n'ayant pu le guérir entière-
» ment, M. B. fut envoyé aux Pyrénées, d'abord à Caute-
» rets, puis à Barèges, pour y compléter sa guérison.

» Voici son état : tête penchée à droite ; nul effort ne
» pouvait changer sa position, et le moindre essai lui faisait
» pousser des cris affreux ; couché, toute flexion du tronc,
» tout mouvement latéral était impossible sans secours ; il
» ne pouvait s'aider du bras sans le soutenir ; il éprouvait,
» en outre, très souvent des agitations nerveuses, quelquefois
» aussi des boutons sur différentes parties du corps ; nous
» les jugeâmes de nature herpétique.

» L'ancienneté de la maladie et son intensité auraient
» exigé peut-être l'emploi subit des bains et des douches
» d'une source énergique. L'état de la sensibilité du malade
» les contr'indiquaient, et je prescrivis l'usage de la source
» *la Raillère*. Trente-six verres d'eau et douze bains produi-
» sirent un mieux sensible; les secousses nerveuses qu'il
» ressentait cessèrent; cet aspect, comme échauffé, dis-
» parut aussi; les mouvements devinrent souples; il lui fut
» assez facile de se servir, de se lever et de se coucher seul.
» Ses urines furent chargées et étonnamment copieuses; la
» *Raillère* prouva, comme à l'ordinaire, ses vertus expan-
» sive et dépurative.

» L'érétisme étant tombé, le moment me parut favorable
» pour recourir à *Pause*, beaucoup plus active que la *Rail-*
» *lère*. — Le malade y prit quarante verres d'eau, douze
» bains, dix douches, et son état s'améliora de plus en plus.
» Il passa ensuite à la source du *Pré*, y prit un égal nombre
» de bains et de douches et but l'eau de *Mauhourat*.

» Ces secousses dans cinquante jours rendirent aux arti-
» culations et aux muscles toute leur agilité et rappelèrent
» les forces à leur ton primitif. Enfin, à une douleur près,
» qu'il ressentait par intervalles et dans certaines attitudes
» aux muscles carrés des lombes, dans la direction du psoas,
» M. B. se retira guéri; il avait oublié son voyage à *Barèges*.

» *Bordeu* cite également un grand nombre d'observations
» qui attestent le bienfait des eaux de la *Raillère* et des
» autres sources dans ces sortes de maux.

» Une femme, dit-il, qui depuis un mois, époque de ses
» couches, était sujette à des sueurs copieuses et à une fièvre
» lente, avait eu l'imprudence de se baigner les jambes
» dans de l'eau froide; elle fut bientôt attaquée par tout le
» corps, mais surtout à la région lombaire, d'un rhuma-
» tisme violent, avec fièvre et une espèce de suffocation.
» Les eaux de Cauterets, de la fontaine la *Raillère*, en bois-
» son et en bain, rétablirent son appétit, ses règles et sa
» santé, dans l'espace de 15 jours. (Observ. 66).

» Un militaire, homme fort robuste, avait gagné dans les
» campagnes de Bohême une cruelle sciatique, qui le ren-

» dait maigre et languissant; les douleurs étaient presque
» continuelles et s'étendaient depuis le haut de la fesse gau-
» che jusqu'au genou du même côté, qui était œdémateux;
» il n'avait pu être guéri par les remèdes ordinaires; les
» eaux de Cauterets de la fontaine la *Raillère* en boisson et
» les bains de la fontaine du *Petit-Bain* (le *Pré*) lui procu-
» rèrent des sueurs abondantes et la guérison.» (Observ. 69.)

« Un paysan, attaqué depuis deux mois d'un rhumatisme,
» avec engourdissement du côté droit du corps, fut guéri
» par les bains de Cauterets de la source du *Bois*, qui exci-
» tèrent des sueurs copieuses. Des douches faites avec les
» eaux de la même source sur les parties affligées délivrè-
» rent un autre paysan d'un rhumatisme qui occupait la
» partie antérieure de la poitrine et la région épigastrique.»
(Observ. 67.).

« Une femme quinquagénaire fut, après la suppression
» de ses règles, atteinte de douleurs très vives à l'épaule,
» au coude et au carpe gauche, dont les accès étaient fré-
» quents et se terminaient par une diarrhée bilieuse; les
» bains de Cauterets de la fontaine du *Bois* et la boisson de
» celle de la *Raillère*, lui ayant procuré des sueurs fort co-
» pieuses, elle en reprit, la saison suivante, l'usage qui
» produisit les mêmes effets et la guérit radicalement.» (Observ. 68).

Nous n'en finirions point si nous voulions, pour cette
maladie, comme pour toutes celles dont nous avons à nous
occuper, citer les guérisons différentes obtenues par chacune de nos fontaines; il faudrait écrire des volumes; mais,
à Cauterets, il faut se rappeler qu'il n'est pas indifférent de
s'adresser à telle ou telle source, de prendre les eaux à dose
variée; qu'ici plus qu'ailleurs, pour avoir du succès, il faut
être bien dirigé. Faisons observer cependant que la *Raillère* et le *Bois* sont sans analogue dans les Pyrénées pour ces
sortes d'affections, quand des personnes irritables les
éprouvent ou que des phlegmasies d'un viscère important
les compliquent, et que nos sources de l'Est égalent *Barèges*
et *Luchon* dans tous les cas de rhumatismes où il faut vivement surexciter, aucune n'activant davantage la circulation

ni ne produisant des sueurs plus abondantes. A ce sujet qu'on nous permette de relever une erreur qui serait une niaiserie si elle n'était le résultat de la réflexion, et qui consiste à prétendre que les *eaux chaudes*, les moins minéralisées des Pyrénées et d'une température au dessous de celle du sang (R. 9), doivent compter parmi les plus actives et ont une vertu d'excitation égale à *Luchon*, *Cauterets* et *Barèges*, de telle sorte que le choix serait douteux entr'elles et *Cauterets*, si *Barèges* n'existait pas. « Elles sont les plus » fortes, les plus fougueuses, disait *Bordeu* ; elles enivrent » plus souvent que toutes les autres, ajoutait-il encore, » des feux s'allument à leur source et voltigent la nuit ; » et chacun de le redire sur la parole du spirituel conteur. Mais aucune de nos sources n'enivre ; le gaz hydrogène qu'elles dégagent par cas fortuit ne produit ce phénomène ni à *Barèges*, ni à *Luchon*, ni à *Bonnes* sa voisine, et il est curieux de le voir attribuer précisément à des eaux quasi tièdes, qui ne contiennent que le tiers du sulfure qui se trouve aux *Eaux-Bonnes*, et le dixième peut-être de celui que possèdent nos fontaines de l'Est et *Barèges* ; de le voir attribuer à des sources insignifiantes, en un mot, comme eaux *sulfureuses* ; mais le moyen de résister au merveilleux, et de n'écrire que pour exprimer la vérité et être utile ?

De la Goutte. — La proposition générale, par laquelle *Bordeu* avança que les eaux de *Barèges* et de *Cauterets* rendent les douleurs articulaires plus vives, ne fit point cesser l'incertitude où l'on était sur ce point important. Qu'en déduire en effet ? Ce n'est pas lorsque la diathèse est établie et que la phlogose est sa compagne, que nos eaux sont utiles ; existe-t-il même de remède curatif à cette époque ? Nos eaux sont profitables à des individus nés de parents goutteux, disposés à ces sortes d'affections. Par elles, leur formation est ralentie ; leur usage fait avorter cette disposition de nos organes à des inflammations locales et passagères et à se convertir en matière terreuse ; lorsque ces congestions calcaires sont favorisées par l'asthénie gastrique, nos eaux conviennent surtout et évacuent par les sueurs et les urines le résultat de nutritions mal faites. *Bordeu*, qui

avait aperçu leurs bons effets, parle « d'un homme de 40
» ans, d'une constitution bilieuse, atteint d'une douleur
» de reins, qui se délivrait tous les ans par les voies ordi-
» naires de plusieurs calculs, à la faveur des eaux de
» *Bagnères*, de la fontaine *Lasserre*. Ayant bu pendant deux
» saisons les eaux de *Cauterets*, de la fontaine la *Raillère*,
» il fut exempt pendant trois ans de ses douleurs et il ne
» rendit point de calcul.

» DEUXIÈME OBSERVATION. — J'ai vu un homme, tous-
» sant toujours sans jamais expectorer, boire les eaux de
» *Pause* et cracher tous les matins de petits tubercules cal-
» caires.

» TROISIÈME OBSERVATION. — M. D. T. G. (55 ans), cons-
» titution forte, passions vives, atteint depuis plusieurs
» années de douleurs vagues, articulaires, retirait tous les
» ans un grand soulagement des bains de *Salut* à Bagnères.
» Devenu plus souffrant et fort amaigri, ayant perdu com-
» plètement l'appétit, on lui conseilla l'usage de nos eaux.
» 15 demi-bains de la *Raillère* et 30 verrées d'eau de cette
» source rendirent d'abord les urines chargées et provoquè-
» rent un gonflement très douloureux aux deux orteils et au
» cou-de-pied gauche. Depuis lors, les articulations du pied
» ont été régulièrement affectées deux fois l'année, mais la
» douleur des reins, des épaules, la colique, etc., n'ont
» plus reparu.

» QUATRIÈME OBSERVATION. — Mme T., des environs d'Auch
» (45 ans); depuis plusieurs années, fluxions, maigreur,
» douleur aux reins, colique et gonflement des muscles de
» l'avant-bras, jugés toujours rhumatiques; tous les symp-
» tômes s'aggravent par suite de chagrins domestiques.
» L'extrême sensibilité de la malade fut toujours pour elle
» une cause de maux physiques et plus d'une fois, elle vit
» ses fonctions bouleversées par son influence... Corps
» robuste, activité considérable, peau sèche, figure bour-
» geonnée, digestions flatulentes; urines rares ou copieuses
» et plus ou moins chargées; démangeaisons à la peau, au
» fondement avec bouffées de chaleur au visage que les
» sangsues n'avaient point soulagées. Enfin, migraines,

» coliques habituelles, douleurs simulant la sciatique, etc.;
» morosité, dégoût de la vie. »

La malade, qui n'avait jamais rendu de calculs, n'était pas d'origine goutteuse. Mais comment se dissimuler qu'une vive irritation du système rénal empêchait la sécrétion des urines, et, se refléchissant par sympathie sur les organes qui ont de grands rapports avec ce système, déterminait ainsi la plupart des désordres qu'on eût pu d'ailleurs attribuer à toute autre cause plausible?

Vingt verrées d'eau de la *Raillère* et dix demi-bains à 28 degrés, causèrent des coliques que terminaient des urines bourbeuses chargées de gravier. Gênée pour se baigner à la *Raillère*, elle fit usage de l'eau de *Mauhourat* et des demi-bains du *Pré*; durant douze jours encore, mêmes souffrances et mêmes excrétions; divers calculs sont expulsés. Le vingt-huitième jour, les douleurs cessent et les urines s'améliorent; alors excrétions libres et naturelles. On nous permettra de ne rien expliquer.

Scrofules. — Les médecins croient tous à l'efficacité de nos eaux, contre la diathèse écrouelleuse, tous louent leurs vertus résolutives. L'observation prouve en effet qu'elles réussissent souvent et que toujours elles facilitent l'effet des médicamens résolutifs en activant les sécrétions et attaquant cette disposition morbide jusqu'aux dernières ramifications du système lymphatique. On dit que les époques septenaires sont critiques de ces sortes d'affections, et que l'apparition des règles les termine favorablement. Ces révolutions de l'âge sont utilement secondées par nos eaux différentes; mais les plus énergiques guérissent seules, quand les glandes ont acquis un grand développement et que les tumeurs ulcérées présentent des bords renversés, durs et bornés. Tout traitement de pareilles affections exige qu'on soit assuré de leur nature et des élémens divers qui les compliquent. L'asthénie, l'irritation, la douleur, la fluxion, différentes éruptions pouvant exister avec les scrofules, il faut avec les résolutifs directs employer les moyens curatifs que chacun de ces principes de maladie rend indispensables.

11.

De même que *Barèges* et *Luchon*, nos eaux de *Pause*, de *César* et du *Pré*, sont particulièrement recommandées contre les écrouelles; mais lorsque des engorgemens de cette nature apparaissent chez des individus à complexion délicate, à tempérament mixte, chez lesquels ont existé antérieurement des pneumonies aiguës, des affections catarrhales, ou que le système des bronches est très disposé à contracter des phlegmasies, nos eaux de la *Raillère*, de *Mauhourat* ou du *Bois* sont préférables à *Barèges*, et produisent des effets fort remarquables.

« PREMIÈRE OBSERVATION. — Un enfant, né de parents
» écrouelleux, eut dès l'âge de cinq ans, des ophtalmies
» que guérirent des plaies aux jambes. L'appétit du malade
» était mauvais; sans beaucoup souffrir, il était en proie à
» des inquiétudes pénibles, à des bâillemens fréquens; des
» pendiculations annonçaient une affection nerveuse. Vingt
» bains de la *Raillère* et 40 verres d'eau de cette fontaine
» lui donnèrent un appétit vorace; les plaies parurent se
» déterger; bientôt elles devinrent enflammées et ne
» s'amendèrent qu'à l'aide du cérat et des bains de *Rieu-
» miset*; de nouveau, le malade revint à la *Raillère*; 25 bains
» et 50 verrées d'eau de cette source ajoutèrent au mieux
» obtenu; les ulcères ont fini par guérir entièrement.

» DEUXIÈME OBSERVATION. — Une demoiselle de 16 ans,
» qui, depuis l'âge de 4 (époque où elle fut vaccinée),
» avait eu les glandes du cou ulcérées, dont les traits et le
» teint annonçaient la diathèse écrouelleuse, vint à Caute-
» rets; la malade n'éprouva aucun bien des eaux de *Mau-
» hourat* ni des bains de la *Raillère* qu'on lui avait pres-
» crits; revenue l'année suivante, un peu de leucorrhée,
» des coliques firent présumer l'approche des règles que
» l'asthénie de l'utérus rendait difficile ou impossible; la
» malade toussait et avait parfois des maux de nerfs. Dans la
» persuasion que si les règles éclataient, les glandes vien-
» draient à se résoudre et à se cicatriser, en déplaçant
» l'irritation écrouelleuse, nous lui prescrivîmes l'eau et
» les demi-bains de la *Raillère*, des bains de siège aromati-
» ques et l'usage des martiaux en pilules. Le 45e jour, les

» règles coulèrent abondamment, les glandes s'effacèrent
» et elle devint fraîche et forte.

» TROISIÈME OBSERVATION. — Sans présenter les carac-
» tères d'un tempérament lymphatique, M. M. S., des
» environs de Toulouse, fut sujet jusqu'à l'âge de 14 ans
» à des catarrhes bronchiques, à des irritations herpétifor-
» mes ; il eut des tumeurs sub-inflammatoires vers les
» angles de la mâchoire inférieure et des douleurs vagues
» dans les membres. Un régime convenable et les prépara-
» tions d'iode en avaient toujours triomphé. Venu à Paris,
» la fatigue, l'air humide et une nourriture peu salubre
» déterminèrent, dans moins de trois mois, l'inflammation
» d'un ganglion lymphatique sous-maxillaire, qui, traité
» mollement dans le principe, se répéta par voie de simili-
» tude de tissu aux ganglions des régions latérales du cou.
» Celui du côté gauche abcéda, le malade toussait mais
» sans souffrir ni cracher. Envoyé à Cauterets pour guérir
» la toux et prévenir l'engorgement des vaisseaux blancs
» des organes pulmonaires que des médecins supposaient
» exister déjà, plutôt que pour résoudre l'affection des
» glandes cervicales pour lesquelles on eût préféré *Barèges*,
» M. M. S. prit les eaux de la *Raillère* mêlées à du sirop
» antiscorbutique, des bains et des douches du *Pré;* plus,
» chaque soir, quatre grains mass de béloste. Dans qua-
» rante jours, M. M. S. vit ses engorgemens disparaître
» sans aucun signe critique que deux selles par jour; l'ul-
» cère se cicatrisa bientôt après, et sa santé se raffermit
» d'une manière remarquable.

» QUATRIÈME OBSERVATION. — Sujet dès l'âge de 14 ans
» à des palpitations de cœur qui, plus tard, l'exemptèrent
» du service militaire, M. M. Th., du Tarn-et-Garonne,
» éprouva, à différentes époques, de vives douleurs dans la
» région des reins, puis un point pleurétique avec hémop-
» thisie, que dissipèrent les saignées et les boissons pecto-
» rales. En 1832, et pendant la convalescence de la dernière
» de ces affections, tout-à-coup sans prélude aucun, gon-
» flement indolent du genou droit que l'exercice du cheval
» et autres imprudences rendent douloureux; les sangsues,

» les bains doux, puis les bains sulfureux factices l'exas-
» pèrent; les cataplasmes émollients et le moxa seuls le
» soulagent sensiblement; envoyé à Cauterets pour y boire
» nos eaux avec l'expresse recommandation de ne point s'y
» baigner, M. M. Th. boit l'eau des *Espagnols*, et dans vingt
» jours, la tumeur s'affaisse, les condiles se dégorgent, le
» genou joue, la flexion seule est incomplète, mais les
» forces sont telles qu'il put de son pied aller au lac de
» Gaube.

» L'hiver ramène les souffrances et partie du premier
» engorgement; son conseil le dirigea sur *Luchon;* huit
» verrées d'eau de la *Reine* irritent sa poitrine et détermi-
» nent des sueurs considérables qui l'affaiblissent et amè-
» nent l'émaciation; l'hiver fut pire que le précédent.
» Revenu l'an dernier, les eaux de la *Raillère* en boisson,
» les bains et les douches du *Pré* lui furent si favorables
» que, dans un mois, il n'y eut plus de douleur. Les mou-
» vemens devinrent libres quoique l'engorgement n'eût
» pas complètement disparu; il nous parut tenir au déve-
» loppement de l'os lui-même.

» CINQUIÈME OBSERVATION. — Un homme du peuple, ma-
» lade depuis trois ans d'un ulcère qui occupait le dos de
» la main droite avec engorgement des glandes des ais-
» selles et fort amaigri, fut guéri par l'usage des eaux de
» *Pause* et cinquante douches de *César*, qu'il prenait deux
» fois le jour une heure durant. Les eaux d'*Andabre* ne
» l'avaient point soulagé et lui avaient en outre provoqué
» des bosselures indolentes sur plusieurs points de l'avant-
» bras que nos eaux n'amendèrent point. »

A *Barèges*, à *Luchon*, des guérisons semblables sont obtenues, soit qu'on prenne les eaux seules ou combinées à du
mercure et autres spécifiques. Mais comme les nôtres elles
ne conviennent plus, et sont même dangereuses lorsque à
l'ulcération des glandes se joignent une toux sèche et opi-
niâtre, une fièvre lente, des traits bouffis, l'œdème des
extrémités et autres signes d'une consomption prochaine.

Dartres. — Une vérité qui naît de l'observation de
chaque jour, c'est que les eaux sulfureuses et plus parti-

culièrement celles de Cauterets, guérissent quelquefois les
maladies herpétiques et les aggravent dans d'autres circonstances ; chercher à concevoir cette singularité remarquable, en supposant la nature variable de leurs ingrédients,
serait se perdre dans des subtilités insignifiantes et d'ailleurs erronées, puisque nos eaux ne changent point. C'est
pour ces cas de guérisons extraordinaires qu'on sent le
besoin de reconnaître tous les principes des maladies à
l'aide d'une analyse lumineuse et d'apprécier leur importance respective ; on y parviendra lorsqu'on n'envisagera
plus ces états morbides comme des affections simples, toujours uniformes ; lorsque, négligeant la consistance, la couleur et les autres qualités du tissu tégumentaire, on s'atta-
chera à découvrir, indépendamment du principe spécifique
l'irritation ou la faiblesse prédominante, l'intensité et la
direction des mouvemens fluxionnaires, le relâchement ou
l'astriction de l'organe cutané. Nos différentes sources minérales conviennent toutes contre les dermatoses ; mais des
complications font que très souvent l'eau de *Pause* et de *César*
les exaspèrent, lorsque la *Raillère* et *St-Sauveur* produisent
les effets les plus heureux. Il est même des cas nombreux où
l'irritation est portée à un si haut degré, que toute fontaine
sulfureuse aggrave ces sortes d'exanthèmes et qu'il faut en
suspendre l'usage. C'est alors que *Rieumiset* est préférable à
toutes les sources connues ; mais la *Raillère* est également
utile, même exclusivement, dans les maladies herpétiques,
chez des sujets très irritables atteints d'affections organiques,
qu'on ne peut guérir qu'en excitant de copieuses sécrétions
ou le développement d'éruptions plus considérables et dans
lesquelles la sensibilité nerveuse est tellement exaspérée que
les moyens les moins stimulants sont toujours nuisibles.

    « PREMIÈRE OBSERVATION. — Un jeune homme de 22 ans,
» d'un tempérament nerveux, d'un caractère mélancolique,
» avait vainement usé des eaux de Luchon deux années
» de suite, pour une dartre lichénoïde, de nature telle que
» ses ongles en étaient devenues jaunes et déformées ; il
» éprouvait en même temps une toux férine, des douleurs à
» l'hypogastre et une constipation habituelle. Un temps

» orageux lui causait des crampes et des pendiculations
» continuelles; 150 bains de la *Raillère* et 450 verrées d'eau
» de cette fontaine, pris deux années consécutives, firent
» cesser tous ces accidents, à l'exception des ongles qui
» sont toujours restés jaunes et d'une épaisseur extrême.
» L'éruption, les premiers vingt jours, fut vive et considé-
» rable; des aphtes parurent à la bouche, des furoncles aux
» fesses et les urines déposèrent des matières briquetées.
» DEUXIÈME OBSERVATION — M. L. M., du Gers, âgé de 58
» ans, d'un tempérament lymphatique et sanguin et d'un
» caractère irritable, avait joui d'une santé parfaite jusqu'à
» l'âge de cinquante-deux ans: alors apparut une forte érup-
» tion aux jambes avec prurit. Le malade ayant eu l'impru-
» dence de se baigner dans de l'eau de rivière, aussitôt vive
» inquiétude, suppression de boutons, épilepsie; les accès
» se renouvellent de temps à autre; ils deviennent même
» périodiques, malgré le retour des éruptions qui dégénè-
» rent en ulcères sanieux; depuis, appétit vorace, soif inex-
» tinguible, urines jugées diabétiques ; le moxa au grand
» orteil, les *anti-épileptiques*, les purgatifs, avaient été con-
» seillés et pris sans succès. Le régime lacté, les bains et
» les eaux de la *Raillère* amendèrent les ulcères qui séchè-
» rent après avoir rendu leur suppuration plus abondante
» et provoqué des furoncles aux fesses et à la cuisse droite;
» les urines devinrent normales.
» TROISIÈME OBSERVATION — M. D. S., des environs de Tou-
» louse, 45 ans, constitution et caractère irritables, dartre
» squammeuse sur différentes parties du corps ; remèdes
» sans nombre, soulagement passager, point de guérison;
» l'estomac et la poitrine s'affectent; météorisme fatigant ;
» douleurs que des éructations soulagent, oppression, cra-
» chats muqueux abondants. *On voyait ces accidents diminuer*
» *ou cesser selon que l'éruption s'effaçait ou devenait considérable.*
» Ces alternatives duraient depuis six ans.
» L'eau de la *Raillère* et de *Mauhourat*, mitigée par de l'eau
» distillée de menthe, et des demi-bains de la *Raillère*, ren-
» dirent, le 11ᵉ jour, les digestions meilleures et l'expecto-
» ration plus abondante. D'autres boutons parurent remplis

» d'une sérosite âcre. Le 13ᵉ jour, au sortir du bain, poi-
» trine libre, circulation plus active, jambe droite couverte
» d'éruptions, rouge et enflée. Du petit-lait nitré et des
» bains de mauve diminuent l'éruption sans que la poitrine
» se charge de nouveau. Un bain minéral la rappelle et cause
» la fièvre ; nouvel emploi des emollients ; bains et lotions
» d'eau de *Rieumiset*, le 26ᵉ jour, éruption plus forte sans
» éréthisme ; le 28ᵉ, phlyctènes ; le 30ᵉ, plusieurs boutons
» sèchent, d'autres se forment, les phlyctènes crèvent et
» donnent de la sérosité fétide ; l'éruption et la dessication
» se succèdent ; le 42ᵉ jour la jambe est propre, le malade
» n'éprouve ni prurit ni souffrance.... L'éruption, en se
» généralisant et se fixant à la jambe, n'a-t-elle pas épuisé
» la diathèse et dans ce cas nos eaux n'ont-elles agi que
» comme excitantes révulsives ? *Rieumiset* a-t-il seulement
» calmé l'éréthisme qui accompagnait l'éruption ? Mais cette
» eau la desséchait et la provoquait en même temps.
   » QUATRIÈME OBSERVATION. — M. D., officier retraité, 60
» ans, constitution robuste, portait depuis des années à la
» jambe droite une dartre croûteuse suppurante. L'engor-
» gement et l'ardeur y étaient souvent extrêmes et le prurit
» insupportable. Nul remède que du cérat n'avait paru le
» soulager. La *Raillère* restait sans action, les bains et les
» douches des *Espagnols*, bienfaisants d'abord, finirent par
» irriter à tel point qu'ils ne purent être continués qu'en
» les alternant avec des bains de *Rieumiset*. M. B. fit encore
» usage du petit-lait nitré et trois applications de sangsues.
» Il ne restait à son départ qu'un peu de gonflement et de
» la raideur au cou-de-pied. »
   Mais à nos eaux, comme à *Barèges*, à *Luchon*, à *Loëche*,
nombre de ces affections résistent à leur efficacité ou se montrent de nouveau, après avoir disparu, sans qu'on puisse
expliquer cette ténacité ; il faut alors, et c'est le seul moyen
d'en triompher, revenir à leur usage, le seconder par d'autres médications actives et un meilleur régime. — A ce sujet
qu'on me permette encore de raconter un fait particulier à
Luchon et qui prouve l'influence de certaines localités sur
le plus ou moins de développement de ces sortes de mala-

dies. — « Mme B., atteinte d'une mentagre et dont la figure
» était couperosée, fréquentait depuis 15 années les eaux
» de Luchon, et chaque fois elle se retirait guérie. Ayant
» établi son domicile dans ce lieu d'eaux thermales, Mme B.
» vit son éruption guérir sans prendre ni bains ni eaux.—
» Une absence de quelques jours suffisait cependant pour
» rendre sa figure malade. Y aurait-il dans l'atmosphère de
» Luchon comme dans ses eaux quelque chose de réper-
» cussif? A Luchon, en effet, les guérisons s'obtiennent plus
» promptement qu'ailleurs, mais sont-elles réelles et du-
» rables? L'expérience a prononcé, et, toutefois, les malades
» d'y accourir et les médecins de les prescrire !

Syphilis.—Il n'existait pas de faits bien concluants qui
prouvassent l'utilité de nos eaux contre la syphilis à l'époque
où *Bordeu* cherchait à fixer les praticiens sur leurs vertus;
et quoique ce médecin célèbre cite quelques exemples de
guérisons obtenues à Barèges, il y croit si peu que, quand il
s'occupe de leur application au traitement des blessures, il a
soin d'exiger, comme première condition, que *Mars* seul en
soit cause. Peut-on assimiler leur action à celle du traitement antiphlogistique et rester persuadé que, propres à maî-
triser certains de leurs symptômes, nos eaux ne sauraient,
ainsi que le dit Anglada, combattre l'affection en qui
réside le pouvoir de les reproduire? Mais, indépendamment
de ce qu'elles rendent leur guérison plus facile en les déga-
geant de fâcheuses complications, ou leur diagnostic plus
assuré en rendant leur nature évidente, la quantité d'urines
fétides qu'elle procurent quelquefois et le mieux-être qui
suit souvent des sueurs copieuses et infectes, ne porteraient-
elles pas à penser qu'elles évacuent une matière étrangère
à toute sécrétion? Dans quelques circonstances, cependant,
nos fontaines semblent n'agir qu'en améliorant les fonctions
nutritives et prévenant ainsi les mauvais effets du traitement mercuriel sur des tempéraments irritables qui contrarient l'emploi de ces moyens ou exigent forcément qu'on
les modifie d'une manière convenable. C'est en excitant la
circulation, en provoquant des sécrétions plus abondantes,
en avivant nos humeurs, en rappelant des évacuations trop

tôt supprimées, que nos eaux mettent fin à des douleurs
invétérées, à des engorgements rebelles, à des ulcères que
rien ne cicatrise. En général, les différentes sources sulfureuses sont utiles; mais l'expérience a prouvé que l'eau de
la *Raillère* est minéralisée de manière à convenir au plus
grand nombre et aux nuances diverses que ces cas présentent.

» PREMIÈRE OBSERVATION. — M. Ch. F., âgé de 24 ans,
» d'un tempérament lymphatique-nerveux, avait eu, il y
» avait alors deux années, une légère ulcération sur le pré-
» puce, simulant un chancre, mais que cicatrisèrent, dans
» quelques jours, des applications émollientes. A quelque
» temps de là, le raphé se boursouffla vers l'extrémité qui
» avoisine l'anus; ce gonflement avait l'aspect d'une crête
» de coq, et résista long-temps à l'action du nitrate d'ar-
» gent fondu. Durant sa cautérisation, le malade prenait
» de la douce-amère, du sirop antiscorbutique avec addi-
» tion du chlorure de mercure. Bientôt une irritation du
» larynx avec toux sèche et fréquente obligea à avoir recours
» à une médication douce et tempérante. Des tumeurs hé-
» morroïdaires internes se développèrent et l'on eut occa-
» sion de remarquer que, par suite d'une très grande sym-
» pathie entre l'aine et la région laringo-trachéale, toutes
» les fois qu'il s'établissait un mouvement fluxionnaire vers
» les vaisseaux hémorroïdaux, l'irritation de l'appareil res-
» piratoire était considérablement modifiée.

» On augura de ces phénomènes que M. F. était atteint
» d'une irritation des conduits aériens, qu'elle pouvait avoir
» pour cause un principe vénérien; mais que sa délicatesse
» extrême et le mauvais succès d'un premier traitement
» spécifique empêchant d'y avoir de nouveau recours, il
» convenait de tenter l'emploi des eaux hydrosulfureuses.
» On préféra *Cauterets*, attendu qu'au même âge et dans un
» cas semblable le frère du malade ayant obtenu le résultat
» le plus heureux de l'usage de ses eaux, leur influence, si
» réellement il existait un principe venérien, donnerait à
» ce dernier une activité particulière, et le diagnostic deve-
» nant certain, on pourrait lui appliquer un traitement

» plus rationnel. 75 verres d'eau et 30 demi-bains de la
» *Raillère* débarrassèrent la gorge en faisant fluer les hémor-
» roïdes, en provoquant l'éruption d'un grand nombre de
» petits boutons aux jambes, dans le dos et à l'orteil du
» pied droit. Pour plus grande sûreté, M. F. fut soumis à
» dix frictions avec le mercure, qui, cette fois, ne lui cau-
» sèrent aucune irritation.

    » DEUXIÈME OBSERVATION. — M. L. Z., en 1830, avait eu un
» engorgement dans les aines que dissipèrent 7 à 8 frictions
» avec l'onguent napolitain. Bientôt parurent des aphtes
» à la bouche et de nouveaux engorgements dans les gan-
» glions du cou; ils cédèrent à des cautérisations avec le
» vitriol bleu, à l'usage de la décoction de salsepareille et
» du sirop de Larrey.

    » En 1831, survinrent de nouveaux bubons aux aines et
» un chancre sur le gland, que guérirent des frictions et
» d'autres cautérisations avec le sulfate de cuivre.

    » En 1833, faiblesse considérable, lassitude, perte d'ap-
» pétit. Le malade abuse des spiritueux et prend sans succès
» deux bouteilles de sirop de Larrey.

    » Au mois de juin et subitement, douleur de tête continue
» et vive qui force le malade à renoncer à tout travail. Du-
» rant trois mois et successivement, cinq purgations, une
» saignée, vésicatoire au bras et à la nuque, un cautère,
» 120 sangsues aux oreilles et aux reins, bains, usage de
» deux bouteilles de vans-wièten qui ne guérissent ni ne
» diminuent les douleurs. Leur violence était telle que M.
» L. Z. ne goûtait de sommeil qu'en maintenant sur le
» front, plusieurs heures durant, des compresses imbibées
» d'une dissolution d'opium. Au réveil, lassitude, ivresse,
» mêmes souffrances. Après 32 frictions et pareil nombre de
» bains, survint un mieux sensible; mais en décembre les
» douleurs de tête recommencent et rien n'égale leur vio-
» lence. Des bains et de nouvelles frictions, d'autres pur-
» gations, des sangsues restent sans effet; des fumigations
» de sureau et d'opium rendent seules son état supportable.

    » En 1834, mêmes douleurs; inflammation dans tout le
» trajet de la muqueuse nasale et gutturale; la cloison du

» nez se détache, et de cet organe sort chaque matin un corps-
» arrondi, dur, long de deux pouces, de couleur verte et
» d'une fétidité repoussante. Le nez était gros, douloureux
» au toucher : tel était l'état du malade à son arrivée à Cau-
» terets.

» Neuf bains de la *Raillère* et cinq douches en arrosoir sur
» la tête provoquent une sueur légère, et par suite un som-
» meil de plusieurs heures ; au réveil les douleurs sont
» moins vives ; ce premier succès enhardit le malade, et, con-
» trairement à mon avis, il prit 20 bains et un égal nombre
» de douches du *Pré* qui produisent un si grand bien que
» le malade peut lire et promener. Dans son impatience il
» eut recours, encore malgré moi, aux douches et bains de
» *César*, et quinze jours suffirent pour le débarrasser entière-
» ment de ses douleurs, rendre la sécrétion des narines
» naturelle, et ses forces aussi considérables qu'auparavant.
» M. L. Z. but à ces différentes fontaines 300 verrées d'eau.
» *Il n'advint d'autre signe critique que cette douce transpiration*
» *que la* Raillère *avait seule provoquée.*

« TROISIÈME OBSERVATION. — M. D., âgé de 38 ans, tem-
» pérament bilieux-lymphatique, eut une gonorrhée con-
» tagieuse qu'on traita avec des baumes-résines et des
» injections astringentes. L'écoulement cesse, le malade
» éprouve de la fièvre, de l'irritation au gosier et à la poi-
» trine, bon effet des bains, des frictions et d'un régime
» adoucissant. Deux mois après cette apparente guérison,
» douleurs nocturnes à la jambe droite, à l'épaule du même
» côté, surtout à l'occiput et au sternum. De nouvelles fric-
» tions mercurielles, l'usage de la liqueur de vans-wièten
» produisent, le 15ᵐᵉ jour, un calme parfait.

» Cependant M. D. ne peut rattraper sa santé première ;
» il maigrit ; alternativement sa gorge s'irrite et ses veines
» se tuméfient ; on n'ose, vu le non succès de deux traite-
» ments et le dépérissement où il est réduit, essayer de nou-
» veau du mercure. On temporise, il apparaît au dos, sur
» le thorax, des plaques rouges, puis des boutons avec pru-
» rit. Ces plaques sont jugées dartreuses ; les dépuratifs
» restant sans effet, on envoie le malade à *Luchon*. Ses eaux

» prises deux années consécutives augmentent l'irritation.
» A son arrivée à Cauterets, corps amaigri et couvert d'érup-
» tions par plaques saillantes de couleur cuivrée; gorge
» irritée, douleur de tête la nuit, léger suintement de
» l'urêtre.

» Les bains et la boisson de l'eau de la *Raillère*, mitigée
» par du petit-lait, rendent les premiers jours le malade
» mieux disposé; le 15ᵉ, ardeur dans l'urêtre, blénorrhagie.
» Cette évacuation augmente jusqu'au 34ᵉ jour; sentiment
» de forces, éruption effacée; on joint aux eaux, du
» petit-lait et des jus d'herbes; le 55ᵉ jour, les plaques
» ont disparu et le malade n'éprouve plus ni douleur ni
» irritation.

» Les eaux de *Pause* guérirent de même M. de M. T. de
» douleurs aiguës articulaires crues rhumatismales et ner-
» veuses, en provoquant dès le 7ᵉ jour une forte gonorrhée
» qui dura deux mois et tarit par le seul effet d'un régime
» adoucissant. » On en conviendra, de tels résultats attestent éminemment la puissance dépurative de nos eaux et une
vertu propre à rétablir l'activité du système tégumentaire, et
celle du système muqueux sur les points divers où siègent
ces affections; disons encore que ce que nous connaissons de
leurs propriétés chimiques ne saurait expliquer des effets
pareils, et qu'ici surtout, il importe de bien apprécier l'ensemble.

Mais, par cela seul que ces affections vieillies, méconnues
ou négligées sont heureusement combattues par nos eaux ou
rendues par elles évidentes, il s'en suit qu'elles sont toujours
nuisibles à ceux qui en sont récemment atteints; ce point
a été admis par les médecins de toutes les époques, et on
en trouve la raison dans la réaction inflammatoire qui accompagne ces sortes d'infections à leur début, qu'elles
soient *larvées* ou apparentes (distinction oiseuse). Mais est-
ce au soufre seul qu'il faut attribuer une semblable exaspération? ainsi que le prétend M. Ch. de B. dans un mémoire
écrit avec un étrange laisser-aller, adressé dernièrement
à l'académie de médecine. La chaleur de *César* ou de toute
autre fontaine et leurs ingrédiens salins ne suffiraient-ils

pas pour la provoquer? Tout autre agent de nature irritante
n'aurait-il pas encore un résultat pareil? Nos eaux, en effet,
ne sont utiles que dans les syphilis à *l'état latent*, et contre
les symptômes consécutifs de ces affections long-temps
comprimées, mais point guéries. Au demeurant, sur quoi
peut s'autoriser notre spirituel confrère *sulfureux thermal* (c'est ainsi qu'il nomme les médecins des eaux) pour
signaler, à propos de soufre et de syphilis, quelques parents
amis, médecins mort-nés, comme gens à qui la science est
infiniment redevable; qui donc a pu, jusqu'à ce point, lui
faire illusion?

Hydropisies. — Des hydropisies effrayantes dépendent
quelquefois de causes fort légères qu'il serait facile de faire
disparaître, si l'on pouvait les reconnaître ou qu'on ne
s'en laissât pas imposer par cet appareil de symptômes que
nous sommes naturellement portés à considérer comme le
résultat de quelque altération organique profonde.

Souvent un état d'astriction du tissu tégumentaire, dont
l'action se réfléchit jusqu'aux viscères abdominaux et pulmonaires ou sur les membranes qui les enveloppent, peut,
en interceptant toute excrétion propre et habituelle à ces
organes, déterminer des leucophlegmasies, des collections
intérieures que l'application des moyens les plus simples
peut guérir, quand cette application est facile. L'impression
de l'eau froide sur un corps en sueur suffit en effet pour
produire ces accidents singuliers; et cette astriction comme
spasmodique des vaisseaux cutanés peut long-temps se
continuer, si l'on n'a dirigé contre elle aucune médication
convenable, et cesser par l'emploi de nos eaux.

« PREMIÈRE OBSERVATION. — 30 bains de la *Raillère* et 120
» verrées d'eau de *Mauhourat* (le malade n'ayant pu digérer
» celle de la *Raillère*) guérirent un jeune homme atteint
» d'anasarque depuis trois mois, pour avoir supporté une
» pluie froide en marchant et ayant très chaud. Les premiers bains lui causèrent la fièvre et un prurit sur tout
» le corps; des sueurs survinrent et tous les accidents disparurent. Par sympathie de la peau avec l'estomac ou par
» suite d'un état nerveux de ce viscère, le malade vomissait

» souvent ses aliments et des glaires aigres; ce phénomène
» cessa et les digestions devinrent faciles. »

Lorsque l'hydropisie est entretenue par une irritation des
membranes séreuses abdominales ou thoraciques et qu'un
état fébrile peut faire soupçonner une phlegmasie de ces
enveloppes chez des individus sujets encore à des mouvemens convulsifs, à des douleurs différentes, les sources de
la *Raillère* et *Mauhourat* sont un médicament précieux, car
aucun ne saurait modifier aussi promptement la sensibilité
nerveuse, ni disposer aussi bien l'économie à retirer des
remèdes directement curatifs les succès qu'on en attend et
dont l'emploi avait été jusqu'à ce moment inutile ou dangereux; si, en outre, ces personnes avaient des rhumatismes
ou une maladie de la peau, ces deux fontaines seraient à
préférer, car, en ménageant leur excessive mobilité, elles
atténueraient le mauvais de ces diathèses et évacueraient
par toutes les voies d'excrétion et leur produit et les eaux
corrompues dont elles favorisent la formation.

« DEUXIÈME OBSERVATION. — Mᵐᵉ L. M. Q., mère de dix
» enfans, avait, pour une ascite, subi trois fois, dans l'espace
» de 20 mois, l'opération de la paracenthèse. Amaigrie à
» l'excès, de légères douleurs abdominales, la soif, le peu
» de sécrétion des urines, etc., menaçaient la malade de
» nouvelles congestions. Toute espèce de tisanne même
» l'eau de chiendent nitrée fatiguaient son estomac; les pur-
» gatifs lui causaient des douleurs intolérables. Dans vingt
» jours l'eau de *Mauhourat* et des demi-bains à la *Raillère*
» firent cesser cet état morbide et dévièrent l'irritation ab-
» dominale en procurant des urines chargées et copieuses.
» L'appétit et les forces augmentèrent prodigieusement. Mᵐᵉ
» L. M. Q. a vécu dix années depuis sans infirmité aucune;
» elle est morte paralytique. Chaque année elle prenait
» pendant 15 à 20 jours les eaux de *Mauhourat*.

Nos eaux comme tout autre moyen ne sauraient convenir
dans les hydropisies produites par les lésions des organes de
la circulation, ni dans celles où les viscères et les membranes séreuses ont subi une altération de texture profonde:
ce sont là les élémens les plus redoutables des hydropisies

rebelles, qu'il est plus facile d'aggraver que de guérir et qu'il faut traiter avec une prudence extrême afin de ne pas obtenir quelques succès par des meurtres fréquents.

Diarrhée. — Ces évacuations de nature et de couleur si différente, qui sont, dans certains cas, symptômatiques ou critiques et souvent essentielles, guérissent-elles à nos eaux, ou bien n'est-il pas des circonstances où elles sont sans vertu et même nuisibles?

Une trop vive susceptibilité des intestins, une phlegmasie intense du foie, de la rate, du pancréas, du mésentère et des intestins eux-mêmes sont une contr'indication puissante à leur emploi, et nous pourrions pour ces affections rappeler ici tout ce que nous avons dit de leurs vertus aux articles *phthisie pulmonaire, etc.* Mais il n'en est pas ainsi, lorsque ces évacuations opiniâtres suivies d'amaigrissement ou de fièvres erratiques sont le résultat de ces altérations vieillies et funestes ou les effets de la tristesse, des chagrins prolongés, long-temps, ressentis. Presque toujours alors l'économie est délabrée, les facultés vitales anéanties, l'asthénie est l'élément essentiel de ces dévoiements ruineux, et d'habitude nos eaux soulagent et parfois guérissent. Les malades ont surtout beaucoup à attendre du climat et des impressions variées que font sur eux nos belles montagnes; tout concourt en effet dans ces lieux à régulariser une sensibilité désordonnée, à fortifier les entrailles et à rétablir la transpiration insensible, ordinairement intervertie.

« PREMIÈRE OBSERVATION. — M. G. T. éprouvait depuis
» quinze mois un flux de ventre abondant, peu doulou-
» reux mais très incommode. On le rapportait à une légère
» irritation des follicules sécréteurs du colon, causée par
» divers voyages dans des saisons rigoureuses, des contra-
» riétés de plus d'un genre, et un régime peu délicat; des
» moyens doux, toniques, astrigents sous des formes variées
» n'avaient produit aucun soulagement. Dans vingt-cinq
» jours, les eaux et les bains de la *Raillère*, et l'eau de *Mau-
» hourat* en boisson réduisirent les déjections alvines à
» deux et trois par jour, au lieu de dix et douze qu'il en

» poussait habituellement; plus tard et par le seul effet
» d'un régime fortifiant et des frictions sur la colonne
» épinière avec du baume de Fioraventi, **M. G. T.** guérit
» complètement; la peau devint souple et moite, la toni-
» cité altérée des intestins redevint normale. »

Quelquefois nos eaux guérissent ces affections, en leur
imprimant une marche aiguë.

« DEUXIÈME OBSERVATION.—Une femme, qui depuis deux
» ans avait un flux de ventre, que n'avait pu soulager aucune
» des médications ordinairement prescrites, vit sa maladie
» aggravée par l'usage des bains du *Pré* et l'eau de *Mau-*
» *hourat;* il survint la fièvre, du météorisme et des dou-
» leurs plus aiguës. Des adoucissants d'abord, puis l'eau
» de la *Raillère* à l'intérieur et en bains les firent cesser.

» *Bordeu* raconte, qu'un homme de la meilleure consti-
» tution possible, gourmand et rempli d'embonpoint, était
» travaillé depuis six mois d'une diarrhée, de laquelle il
» fut très bien guéri, dans l'espace de vingt jours ou envi-
» ron, par les eaux de Cauterets de la source de la *Raillère*
» en boisson, qui guérirent aussi, ajoute-t-il encore, plu-
» sieurs personnes du vomissement, dans lequel elles sont
» très efficaces. » (Obs. VIII.)

Que si nos eaux ne guérissent pas directement des affections qu'on s'obstine à considérer comme constamment
inflammatoires, quoique des diarrhées aient cessé sous
l'empire de tels médicaments et évidemment par leur influence, on ne saurait au moins contester qu'elles ne soient
propres à porter sur d'autres points de l'économie les mouvemens fluxionnaires que l'habitude fixait aux intestins, et
qui contribuaient à les rendre durables. On voit dans ces
cas, en effet, nos bains sulfureux, des douches légères et
quelques verrées d'eau minérale, régulariser les oscillations
nerveuses cutanées, déterminer des mouvemens de dia-
phorèse et hâter la guérison de ces désordres qui avaient
résisté aux médicamens les plus variés, au régime le meilleur, à l'influence des climats les plus chauds, etc.

« TROISIÈME OBSERVATION. — **M. M. T.** avait eu des bou-
» tons à la peau que faisaient disparaître des déjections

» répétées, des fièvres d'accès tenaces, la dyssentcrie et
» autres affections encore qui avaient ruiné l'estomac et les
» autres organes de la digestion. A son arrivée à Cauterets, le
» foie était douloureux et contribuait pour beaucoup aux
» évacuations qui avaient lieu jusqu'à 15 fois par jour.
» Habitué depuis vingt années au climat des Antilles, celui
» de la France, en contrariant la transpiration insensible,
» avait provoqué ces énormes et fréquentes évacuations;
» quoique le temps fût en tout contraire, vingt bains et qua-
» rante verrées d'eau de la *Raillère* rendirent les digestions
» faciles, les selles plus naturelles, et rétablirent les forces.
» M. M. T. buvait aussi tous les matins, plusieurs tasses à
» café de la décoction de sassafras, coupée au 1|3 avec du
» lait. »

Obstructions. — Ces états morbides du foie, de la
rate, du pancréas, du mésentère, des ovaires, etc., où les
humeurs ne circulent plus qu'avec difficulté où incomplè-
tement, sont le résultat de phlogoses lentement amenées
par l'abus de liqueurs fortes, les passions énervantes, une
évacuation ou des éruptions supprimées. Les vaisseaux
lymphatiques ou excréteurs peuvent en être le siège exclusivement; tous aussi peuvent être lésés à la fois et rendre
l'affection plus grave.

De tels états, quoique déterminés par des causes pareilles, se manifestent souvent par différents symptômes, en
raison sans doute de la disposition des organes où ils siègent. Le contraire a lieu quelquefois aussi, et l'on voit ces
maladies déterminer l'ictère, des aigreurs, la fièvre, le
dévoiement ou la constipation, des douleurs abdominales
et des vomissemens d'une guérison difficile; la mélancolie
suit de même certains cas d'obstructions et les malades
sont poursuivis par les idées les plus sombres.

« Un jeune homme, dit *Bordeu*, qui éprouvait des gon-
» flemens et des mouvemens irréguliers de la rate, devint
» vert par tout le corps. Les eaux de Cauterets, de la fon-
» taine la *Raillère*, lui procurèrent un appétit excessif,
» lequel donna lieu bientôt à des digestions laborieuses,
» accompagnées d'une petite fièvre; depuis, ces mouve-

12.

» mens de la rate se calmèrent, et le malade recouvra la
» couleur de sa peau et ses forces, au bout d'environ vingt
» jours. » (Obs. XVI.)

La suppression des hémorroïdes et l'abus des fébrifuges
causent souvent, chez les personnes jeunes, vigoureuses et
irritables, des obstructions effrayantes par leur dureté et
leur grosseur. Presque toujours la douleur et la fièvre les
compliquent; en vieillissant, ces affections perdent de leur
intensité sans doute; mais, conservant quelque chose de leur
manière d'être primitive, il arrive constamment que l'hé-
réthisme contrarie l'emploi des incisifs et nécessite pendant
leur usage le secours des eaux; tout ce qui peut alors
adoucir ce surcroît d'énergie, les saignées, les sangsues,
les bains tièdes, les lavements émollients, les boissons de
même vertu doivent précéder l'usage des douches et des
résolutifs actifs, etc.; c'est pour de telles obstructions qu'on
envoie, dix et douze jours ou davantage, les malades se pré-
parer à la *Raillère* et *St-Sauveur*, avant d'essayer de l'eau et
des douches de nos fontaines actives, dont l'action stimulante pourrait retarder la résolution qu'on désire obtenir ou
la rendre impossible.

« DEUXIÈME OBSERVATION. — Un enfant de treize à qua-
» torze ans, fortement constitué, mais occupé à des tra-
» vaux pénibles que ne comportait point son âge, fut atteint
» de la fièvre quarte; on abusa du quinquina sans la gué-
» rir. Le foie et la rate devinrent énormes et douloureux;
» la peau était sèche et brûlante; il poussait jusqu'à dix et
» douze selles par jour. Préparé par des lavemens, des
» tisannes apéritives, et 12 demi-bains à la *Raillère* qui ren-
» dirent les urines abondantes, les digestions faciles et la
» peau onctueuse, le malade but l'eau de la *Raillère* et prit
» des bains et des douches du *Pré*. Le trente-huitième jour
» il n'existait plus d'engorgement et les fonctions étaient
» entièrement rétablies. »

Quoique nos eaux actives guérissent les engorgemens,
dont la résistance est considérable et les forces absorbantes
parfaitement conservées, on ajoute souvent à leur action
par des médicamens en rapport avec la nature du mal et la

sensibilité des individus. Il convient, toutefois, d'en user avec circonspection, de peur d'augmenter leur faiblesse par des secousses que l'économie ne pourrait supporter, ou par des sécrétions trop abondantes; c'est ici que les tâtonnemens sont commandés; ils sont même d'une absolue nécessité par la difficulté qu'on trouve à déterminer les nuances de tempérament des personnes atteintes et à saisir les rapports de leurs élémens entr'eux.

TROISIÈME OBSERVATION. — Mlle M. G., de la Guadeloupe, âgée de douze ans, rate développée, fièvre lente, ecchymoses sur plusieurs points de l'habitude du corps, gencives saignantes, épistaxis fréquens, haleine fétide, douleurs à l'hypocondre droit; excessivement irritable, la moindre contrariété lui causait des convulsions. Vingt bains de la *Raillère* et quarante-deux verrées d'eau de cette fontaine, coupée avec du sirop antiscorbutique et des jus dépurés de chicorée et pissenlit, firent disparaître les ecchymoses. Les hémorragies nasales furent moins fréquentes. On crut alors devoir envoyer cette jeune personne à *Pause;* quatorze verres d'eau de cette fontaine avec la même quantité de sirop antiscorbutique, sept bains et autant de douches dirigées sur les cuisses et l'abdomen augmentèrent le mieux. Le neuvième jour, douleur plus vive dans l'hypocondre droit, fièvre, migraine avec nausées, épistaxis considérable; du petit-lait avec la crême de tartre et des demi-bains de la *Raillère* calmèrent cette réaction passagère; la malade revint à *Pause;* cessés et repris un mois encore, ces moyens guérirent les accidents, et la rate devint souple; il survint d'abondantes évacuations fétides; malgré ce mieux remarquable, nous croyons que la *Raillère* seule eût mieux convenu; le dégorgement eût été plus fort, et l'on aurait surtout prévenu l'irritation que *Pause* causa.

Convulsions. — Il n'existe pas d'affection plus singulière ni qui embarrasse autant le médecin que l'état convulsif, qu'on pourrait considérer comme l'opposé du spasme. Les raisons de ce désaccord sont inassignables. C'est ici qu'on peut juger de la grande influence du moral sur l'organisation : les chagrins violens, les plaisirs vifs, les jouis-

sances desordonnées, produisent les anomalies les plus
bizarres, les symptômes les plus extraordinaires. Les causes physiques, il est vrai, amènent souvent cet état dépravé
de la sensibilité musculaire; mais les passions l'emportent,
et rendent cette manière d'être plus dangereuse dans ses
résultats et d'une guérison plus difficile. Contre ces affections, lorsque des nerfs irrités ou débiles les constituent
isolément, il n'est pas indifférent d'employer telle ou telle
de nos fontaines; *Plaa,* la *Raillère* et *Rieumiset* méritent tour
à tour la préférence. Avec elles, les courses dans nos montagnes, l'exercice à cheval, l'eau de nos torrens, des diver-
tissemens multipliés, contribuent à régulariser le désordre nerveux des personnes vaporeuses, et guérissent ces
phénomènes aussi capricieux que disparates.

Il serait utile, sans doute, de pouvoir signaler la nature
intime de mouvemens aussi variés; de dire à quel état des
ganglions ou du cerveau ils se rapportent; quelle lésion les
détermine et leur différence avec d'autres affections convul-
sives plus intenses et plus fâcheuses, telle l'épilepsie, par
exemple, dont la durée n'est aussi que passagère. Mais nous
ne savons rien de positif à ce sujet, et nous ne pouvons rai-
sonnablement agir qu'en reconnaissant avec le plus d'exactitude possible le degré de faiblesse ou de force dont s'accompagne la disposition du cerveau ou des nerfs qui produit l'affection qui nous occupe.

PREMIÈRE OBSERVATION. — De deux femmes, l'une qui
était d'un esprit vif et pénétrant, souffrait des convulsions
cruelles dans le bas-ventre, avec des trémoussemens de
tout le corps, qui duraient des semaines, et qui la repre-
naient ensuite avec plus ou moins de violence, des vomissemens et une oppression de poitrine suffocante. L'autre,
d'un tempérament plus délicat, était atteinte à peu près des
mêmes symptômes. Toutes deux étaient assez bien réglées
et avaient épuisé les ressources de l'art; elles avaient fait
usage d'adoucissans, d'apozèmes et du lait à grandes doses,
et enfin des eaux de Cauterets. Ayant été appelé, je jugeai
à propos de leur faire quitter le lait, et de leur faire boire
les eaux en plus grande quantité, ce qui procura une cha ·

leur beaucoup plus forte et une fièvre que terminaient des
sueurs copieuses. Les bains tièdes qui furent ensuite mis
en usage rappelèrent leur appétit qu'elles avaient perdu
presque tout-à-fait auparavant, et leurs forces et leur
gaîté; la première fut trois mois sans éprouver la moindre
convulsion, et la dernière se porte encore mieux. (*Bordeu.*
Obs. 36.)

DEUXIÈME OBSERVATION. — Une demoiselle, née faible,
élevée délicatement, placée à 18 ans dans des circonstances pénibles, éprouvait des accès hystériques fréquents et
bien singuliers. Un froid glacial à la jambe gauche, ou une
chaleur brûlante à l'extrémité opposée annonçait l'attaque;
des ris immodérés dans le premier cas, et un délire furieux
dans le second, suivaient bientôt ces sensations différentes;
les hypocondres devenaient gonflés, l'épigastre convulsif;
on entendait dans tout le tube intestinal des borborigmes
bruyants; l'agitation et l'inquiétude étaient extrêmes; des
convulsions dont la durée n'était jamais la même terminaient cet état pénible; la malade s'endormait lorsque les
accès venaient à l'approche des règles, et la perte était plus
abondante. Les autres accès rendaient le sommeil difficile
et jetaient la malade dans un grand accablement. Elle avait
eu toujours l'appétit mauvais et les digestions fatigantes;
avant comme pendant l'accès, son pouls était petit, lent
et irrégulier; elle avait abusé de tous les remèdes calmants
et antispasmodiques; 200 verrées d'eau et 70 demi-bains de
la *Raillère*, pris dans deux années, rendirent la malade à
la santé; un régime analeptique, les promenades à cheval
et d'autres amusemens contribuèrent à cette guérison.

Dérangement du flux menstruel. — On le sait,
les exemples en fourmillent à nos eaux; les maux les plus
irréguliers et les plus cruels sont le résultat de la non apparition des règles, de leur diminution ou de leur entière
cessation. Ils sont souvent aussi la conséquence des pertes
fréquemment renouvelées. On signale comme cause de ces
désordres, le passage subit du chaud au froid, l'immersion
des pieds dans l'eau froide, la colère, la frayeur, ou toute
autre impression vive et imprévue durant la menstruation.

Ces dérangemens produisent des effets variés selon les tempéramens ou tiennent à des dispositions particulières de nos organes. L'important est de ne saisir d'autres indications que celles que réclame la manière d'être de ceux où ces fonctions menstruelles s'accomplissent, ou de ceux qui sympathisent avec eux. Les humeurs semblent exclusivement lésées dans certains cas et la partie colorante du sang ne plus exister, tant le teint de ces personnes est blafard, les yeux bouffis, les extrémités enflées. Les solides vivants participent de cet état. Les chairs sont molles, quelquefois contractées; les viscères deviennent l'aboutissant de fluxions fâcheuses et le siège de congestions tenaces.

PREMIÈRE OBSERVATION. — Mlle L. B. F. (17 ans), trapue, ventre météorisé, nerveuse, point réglée, mais pas souffrante, avait inutilement employé tous les modificateurs pharmaceutiques, propres à changer l'état général de l'organisme et à solliciter l'action de l'utérus, même les eaux ferrugineuses de Bagnères. Une seule fois, deux heures durant, les règles avaient paru. Ses parens l'ayant conduite à Cauterets, 120 verrées d'eau des *Espagnols*, 40 demi-bains et autant de bains de pied de la même fontaine les rendirent abondantes. Sa santé depuis fut parfaite et sa croissance remarquable.

D'autres fois, les maux d'estomac, l'oppression, les palpitations, la fatigue des membres, le défaut d'appétit, les caprices du goût, sont les symptômes qui accompagnent ces sortes de suppressions et contre lesquels il faut déployer toutes les ressources de l'hygiène et de la pharmacie, dans le but de produire une nouvelle excitation, ou de modifier la sensibilité de l'utérus, car celui-ci peut être le siège d'une *irritation* ou se trouver dans un état *d'inertie*, et l'une et l'autre coïncider avec la pléthore générale ou *l'anémie*, le tempérament lymphatique ou une constitution nerveuse, et, dans ce cas, nos eaux différentes conviennent exclusivement. — *Rieumiset* et *St-Sauveur* sont préférables lorsque l'éréthisme prédomine chez les femmes à complexion sèche, à nerfs irritables. La *Raillère* concourt aussi à la réduire ou à la généraliser, et, par ces deux modes d'agir, à être utile ou contre l'aménorrhée ou contre des pertes abondantes : chose singulière et parfois difficile à concevoir.

« DEUXIÈME OBSERVATION. — Mlle Isaure de B. F. (14 ans),
» tempérament lymphatique-sanguin, avait joui jusqu'à
» cet âge d'une santé parfaite. Tout-à-coup, sentiment de
» lassitude générale, douleurs de tête vives et presque con-
» tinues, saignements de nez fréquents; puis toux, essouf-
» flement, palpitations de cœur, perte d'appétit, peau
» décolorée, extrémités enflées, etc. Cet état durait depuis
» deux ans environ. Deux fois, au printemps, la toux et la
» difficulté de respirer avaient donné des inquiétudes. Des
» saignées réitérées et les médications les plus héroïques et
» les plus variées n'avaient produit que des mieux instan-
» tanés. Envoyée à Cauterets, Mlle de B. prit alternativement
» des demi-bains à *Rieumiset* et à la *Raillère* et des eaux de
» la *Raillère* et *Mauhourat*. Au 30e jour, douleurs de ventre
» vagues, appétit meilleur, respiration plus libre, diarrhée.
» Le 40e et dans la nuit, hoquet, coliques, vomissements,
» convulsions, lavements et potions laudanisées à la suite
» desquels survinrent un sommeil profond et des règles
» abondantes qui durèrent 4 jours. Peu à peu disparut
» cette série de symptômes alarmants.

» Après avoir parlé d'une femme qui fut guérie d'une hé-
» morragie de la matrice par les eaux chaudes de Barèges,
» *Bordeu* raconte qu'une autre personne, moins robuste et
» attaquée de la même maladie, fut réduite à une telle ex-
» trémité par l'usage des eaux de *Bagnères*, qu'on avait
» désespéré de sa vie lorsqu'on la transporta à Cauterets.
» Les eaux de la fontaine de la *Raillère*, en boisson, ayant
» beaucoup diminué l'hémorragie dès le commencement du
» 3e jour, et augmenté les forces de la malade, elle recou-
» vra entièrement sa santé dans l'espace d'environ vingt
» jours. » (Obs. 29).

Bordeu cite encore deux observations où nos eaux de la *Raillère* n'ont agi qu'en révulsant et comme *emménagogues*, ces affections n'étant que l'effet sympathique d'une irritation de matrice, inopinément et vivement développé par l'action du froid ou de toute autre cause irritante.

« Une jeune fille, dit-il, fut attaquée de la fièvre et d'une
» douleur de tête au côté droit : les règles s'étant supprimées,
» les remèdes ordinaires semblèrent d'abord lui faire quel-
» que bien, mais bientôt la douleur se réveilla avec plus de
» violence. L'usage des eaux de *Cauterets*, en boisson et en
» bains, ne tarda pas à procurer un bon appétit et le réta-
» blissement des règles, de manière que la malade disait
» qu'on lui rendait sa tête et qu'elle-même était rendue à la
» santé. (Obs. 57).

» Une femme qui était mal réglée, fut attaquée d'une
» ophtalmie et d'une fièvre irrégulière avec des maux d'es-
» tomac presque continuels ; les vésicatoires, les sudorifi-
» ques, les adoucissans, le laitage, les mercuriaux et les
» antiscorbutiques n'avaient produit aucun soulagement ;
» la boisson et les bains de Cauterets de la fontaine la *Rail-*
» *lère* emportèrent, dans dix-huit jours, la fièvre et l'oph-
» talmie, et rappelèrent les règles et l'appétit que la malade
» avait entièrement perdus. » (Obs. 61.)

Nos eaux actives de *César*, du *Pré*, de *Mauhourat*, etc.,
devraient être préférées dans l'aménorrhée atonique, surtout chez les femmes épuisées et lymphatiques, manifestée
par la bouffissure et la décoloration de la peau et un état de
langueur de l'utérus si considérable, qu'il serait impossible que son énergie vitale s'élevât au degré nécessaire pour
y établir un afflux et provoquer le retour des fonctions
menstruelles. Alors, le mode à préférer n'est pas chose
indifférente, et j'ai vu Mme de P. « retirer des douches
» ascendantes de *Bruzaud* le succès le plus complet, lorsque
» l'eau en boisson et les bains des autre fontaines n'avaient
» produit aucun soulagement, et, toutefois, il n'y avait chez
» elle ni leucorrhée ni engorgement. » Toujours est-il
que, pour cette affection plus que pour toutes celles dont
nous nous sommes occupés déjà, il importe (pour rendre
nos eaux bienfaisantes, en raison de l'enchaînement singulier des causes et d'effets et de la réaction des organes
entr'eux) de préciser celui qui a reçu la première atteinte
et sur lequel doit porter principalement leur action, de ne
pas trop compter sur celle des pédiluves qu'on prodigue si

généralement, sans songer que l'afflux instantané qu'ils causent ne saurait dévier vers les extrémités celui qui se dirige si vivement vers l'utérus, de se garder de trop stimuler les voies gastriques pour ne pas empêcher l'action vitale d'aborder vers cet organe, et ne pas oublier surtout qu'il faut souvent modifier profondément la constitution des malades si l'on ne veut échouer et n'obtenir qu'une amélioration momentanée.

Paralysie. — Cet état morbide, dont l'essence est inconnue, est-il toujours de même nature, et les élémens qui le constituent trouvent-ils dans nos fontaines un remède convenable?

Dans certains cas, une disposition héréditaire produit seule la diminution ou la cessation de l'action musculaire qui caractérise l'impuissance de se mouvoir ou la paralysie.

Souvent cette lésion du cerveau ou de la moelle épinière est insensiblement amenée par des fluxions déviées, des évacuations supprimées, des passions violentes, des plaisirs excessifs ou de fortes commotions.

Sans disposition héréditaire aucune, cette infirmité suit quelquefois aussi les congestions cérébrales, et ces états sont si souvent des effets sensibles d'une affection gastrique, que *Bordeu* croyait que toutes les paralysies qui ne sont point idiopathiques, sont nécessairement produites par une pléthore stomacale.

L'énervation profonde ou l'excitation du système vasculaire cérébral, résultat ordinaire de maladies négligées ou mal soignées, en favorisant les congestions rendent les paralysies faciles; que si des affections éruptives les compliquent et les exaspèrent nécessairement, des modifications doivent être apportées dans le traitement, et nos eaux différentes peuvent convenir exclusivement dans des cas donnés, qu'il n'est pas toujours aisé de déterminer.

« PREMIÈRE OBSERVATION. — M. P. (70 ans), fort et
» robuste, fut subitement frappé d'apoplexie avec hémi-
» plégie du côté droit; des saignées et des vomitifs réitérés
» firent cesser la stupeur cérébrale; l'hémiplégie seule
» persista; la langue fut aussi paralysée et nul remède ne fit

» du bien. Les facultés intellectuelles n'éprouvèrent aucune
» atteinte; et si M. P. ne pouvait exprimer ses idées, du
» moins il les associait très bien et les rendait par des
» signes. Il digérait aussi parfaitement. On ignorait si,
» avant cet accident, il avait éprouvé des accès d'épilepsie,
» si cet état convulsif reconnaissait pour cause celle qui
» avait déterminé l'hémiplégie elle-même. Les accès
» devenaient de plus en plus fréquens, et on eût dit que ce
» n'était là qu'un effort de la vie, pour rétablir dans un
» état normal des organes qui l'avaient entièrement perdu,
» et l'on y croyait d'autant plus, que la partie paralysée ne
» restait point étrangère aux convulsions, des frémisse-
» mens y avaient lieu et y produisaient une chaleur plus
» grande; mais à quelles lésions organiques se rattachaient
» ces deux affections de nature opposée, survenues le même
» jour et dont la marche se poursuivait avec une si grande
» indépendance et tant d'intensité? N'y avait-il que des
» lésions d'une seule espèce? Mais l'impuissance muscu-
» laire était permanente et les convulsions passagères.

» Des excès, des travaux d'esprit et de corps, des cha-
» grins avaient préparé de longue main le malade P. à cet
» état piteux, et les moyens les plus forts d'excitation
» devenaient indispensables; mais les circonstances qui
» provoquaient l'épilepsie n'exigeaient-elles pas quelque
» ménagement tout d'abord? Les douches les plus actives
» n'auraient-elles pas été nuisibles? Après neuf verrées
» d'eau de la *Raillère* et trois demi-bains de cette fontaine,
» le malade prononce quelques mots distinctement; il en
» continue l'usage, mais sans autre résultat sensible.

» L'eau de *Mauhourat* bue à domicile, six bains et autant
» de douches à *Bruzaud*, communiquent à la jambe plus
» d'action. Ces essais encourageants, puisque l'épilepsie
» n'avait point reparu, m'engagèrent à l'envoyer à *Pause* y
» boire, s'y baigner et y prendre des douches. Le 8ᵉ jour,
» figure animée, chaleur générale; 102 pulsations, yeux
» hagards, la jambe a plus de force et se trémousse; grand
» appétit. Une attaque d'épilepsie paraissait imminente;
» elle n'eut pas lieu; crainte qu'elle ne se réalisât, j'en-

» voyai le malade à la *Raillère* et le calme revint. De nou-
» veau, les eaux de *Pause* rendent la chaleur excessive ;
» 104 pulsations, soif, point de convulsions ; M. P. marche
» sans appui. Les bains de la *Raillère* apaisent cette exci-
» tation passagère, et bientôt *Pause* lui-même restant sans
» action, je prescrivis les bains et les douches du *Pré* et
» l'eau de *Mauhourat* ; l'excitation est plus violente, 109
» pulsations, mouvement convulsif du bras malade ; M. P.
» prononce des phrases entières, se plaint de sa situation
» et me prie de tout faire pour l'améliorer. Il prit encore
» quatre bains à la *Raillère*, dix au *Pré* et un égal nombre
» de douches, et quarante verrées d'eau de *Mauhourat*. La
» marche devint facile, la parole distincte, le bras seul
» n'était pas guéri ; il le levait et le rapprochait cependant
» à volonté. Contrarié la veille de son départ, M. P.
» éprouva une attaque d'épilepsie, et le côté droit partagea
» les contractions générales. J'ai su qu'il n'en avait pas eu
» d'autres et que le mieux se continuait. »

Nos sources actives sont d'un avantage immense dans les
paralysies où l'économie est énervée et sans force, et lorsque des irritations intestinales ou un état saburral prononcé
concourent à aggraver l'engourdissement du cerveau et à
rendre la locomotion difficile ou impossible ; mais la prudence veut qu'on agisse progressivement et qu'on accou-
tume peu à peu les organes à leur action différente, en passant des plus douces à leurs voisines plus minéralisées et
plus chaudes.

Nos eaux thermales, sous toutes les formes, produisent
souvent le résultat qu'on désire, sans qu'il soit possible de
saisir le moindre trouble critique, sans changer la transpiration ni les urines. Le malade sent uniquement ses forces
s'accroître, ses mouvemens devenir aisés et faciles ; mais il
advient aussi qu'elles occasionnent des désordre graves,
des réactions considérables, des fièvres violentes, suivis
d'abondantes évacuations. Ces perturbations avant-coureurs d'un état meilleur aggravent parfois les accidens,
épuisent les forces, ou provoquent des épanchemens.

Stérilité. — Comment conçoit-on la stérilité qui n'est

accompagnée d'aucune des circonstances qu'on sait y donner lieu ordinairement ; et peut-on expliquer la vertu souvent éprouvée de nos fontaines minérales contre cette disposition inconnue ?

Nos pères crurent à la vertu *engrosseuse* (empreignadère) de nos sources, comme ils crurent aux maléfices, à l'influence des philtres ; et dans ce temps de simplicité, et peut-être d'innocence, où tout ce qui était extraordinaire et invraisemblable flattait l'imagination des hommes, ils vinrent plus d'une fois cimenter dans nos montagnes un heureux hymen. Comme à ces époques reculées, nos eaux sont suivies dans l'espoir d'avoir des enfans; et des succès couronnent chaque jour la confiance des personnes que leur célébrité y attire! Mais ces succès autorisent-ils à leur donner une vertu prolifique, ainsi que bien des médecins l'assurent ?

De la même manière que l'on ne conçoit pas le mécanisme de la génération, soit dans les individus qu'on juge les mieux disposés, soit dans ceux qui semblent l'être le plus mal, de même la stérilité me paraît incompréhensible, autant du moins que la mort subite. Cet aveu me dispense de tout essai d'explication sur la stérilité, pour l'effet salutaire que nos eaux ont quelquefois contre elle.

D'abord on ne peut savoir si, parmi les femmes qui deviennent mères après être allées à Cauterets, toutes ou bien quelques-unes ne le seraient pas devenues sans ce prétendu secours, car elles étaient encore dans l'âge ou tout espoir n'est pas perdu. Ce doute élevé, il n'en faut pas moins résoudre la question, n'y eût-il qu'une femme à qui l'on pût croire que les eaux minérales auraient été utiles ; mais rien ne pouvant nous l'apprendre, il faut le supposer et raisonner sur la supposition, comme si le fait était incontestable.

Nous pensons que, dans tous les cas où la stérilité ne tient point à des vices de conformation, à des maladies générales pour lesquelles nos eaux ont des propriétés incontestables, mais qu'elle paraît dépendre de dispositions de tempérament que nos sens ne peuvent reconnaître, ou de défauts de convenance momentanée, nous pensons, dis-je, que la sensibilité animale, soumise à l'ensemble de toutes les impres-

sions qui la soutiennent, doit acquérir une sorte de mono-
tonie, de réaction, sous l'habitude de modifications identiques ; nous présumons encore qu'une sorte de stabilité dans
des sensations qui se reproduisent sans de grands changements, telles que même régime, mêmes exercices, mêmes
plaisirs, satisfaction des mêmes goûts, dérobe l'individu,
qui d'ailleurs possède quelque condition vitale de stérilité,
à la puissance génératrice, faible dans les commencements,
et que l'insuccès a rendue plus languissante... A Cauterets,
ces habitudes changent ; un air salubre qui passe brusquement du froid au chaud, du sec à l'humide, et réciproquement, soumet par des degrés de passions variables toutes
les humeurs à des mouvements plus contigus ; les solides en
retirent de nouvelles impressions. Nos eaux, de même que
les aliments inusités, sont un stimulant énergique qui provoque l'organe cutané, et fait réfléchir à l'intérieur la plupart des sensations qu'il éprouve. Par là aussi la circulation
générale est rendue plus puissante, les petites circulations
plus avivées, et toutes les sécrétions sont nécessairement
excitées dans de nouveaux rapports. Dans des lieux si heureusement situés, et où l'âme est sans cesse agréablement
émue, les longs soucis sont étouffés par la voix des plaisirs
qui y retentit de toutes parts, et qui redonne un prix aux
jouissances de l'amour, ou réveille l'espérance des époux ;
tout cela, me suis-je dit souvent, compose un ordre de choses qui ne s'était plus rencontré, et semble agir à la façon
des perturbateurs. Du reste, le mode nouveau de sensibilité
qui s'ensuit varie suivant les tempéraments ; et aussi toutes
les femmes, d'ailleurs saines et stériles, ne deviennent point
mères à Cauterets ; sur le nombre, il s'en trouve quelqu'une
dont la sensibilité n'avait besoin que d'une légère altération
pour favoriser la puissance virile et qui la rencontre dans
un séjour où tout est organisé pour en imprimer plusieurs ;
à Cauterets, en effet, la nature y redouble de forces, et tout
semble y puiser les germes d'une nouvelle vie.

ERRATA.

Page 65, ligne 1re, au lieu de *CHAPITRE XI*, lisez *CHA-PITRE IX*.

id. 75, *id.* 20, au lieu de *pectorale emménagogue,* lisez *pectorale, emménagogue.*

id. 76, *id.* 20, au lieu de *les idées,* lisez *des idées.*

id. 77, *id.* 6, au lieu de *faitaine,* lisez *fontaine.*

id. 78, *id.* 18, au lieu de *des tendons,* lisez *du tendon d'Achille.*

id. 80, *id.* 21, au lieu de *l'excitation,* lisez *l'auscultation.*

id. 81, *id.* 1re, au lieu de *donnais,* lisez *donnai.*

id. 85, *id.* 26, au lieu de *par l'organe,* lisez *sur l'organe.*

id. 85, *id.* 22, au lieu de *mûrs épais,* lisez *mûrs, épais.*

id. 86, *id.* 28, au lieu de *les faisaient,* lisez *la faisait.*

id. 88, *id.* 5, au lieu de *uniforme à l'excitation,* lisez *uniforme, à l'excitation.*

id. 111, *id.* 20, au lieu de *érétisme,* lisez *éréthisme.*

id. 121, *id.* 1re, au lieu de *CHAPITRE VIII*, lisez *CHAPITRE XVIII.*

id. 125, *id.* 18, au lieu de *maladie simple,* lisez *maladies simples.*

id. 161, *id.* 15, au lieu de *érétisme,* lisez *éréthisme.*

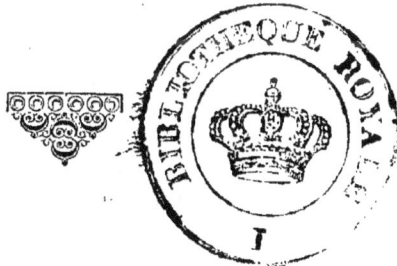

TABLE.

—

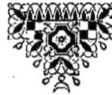

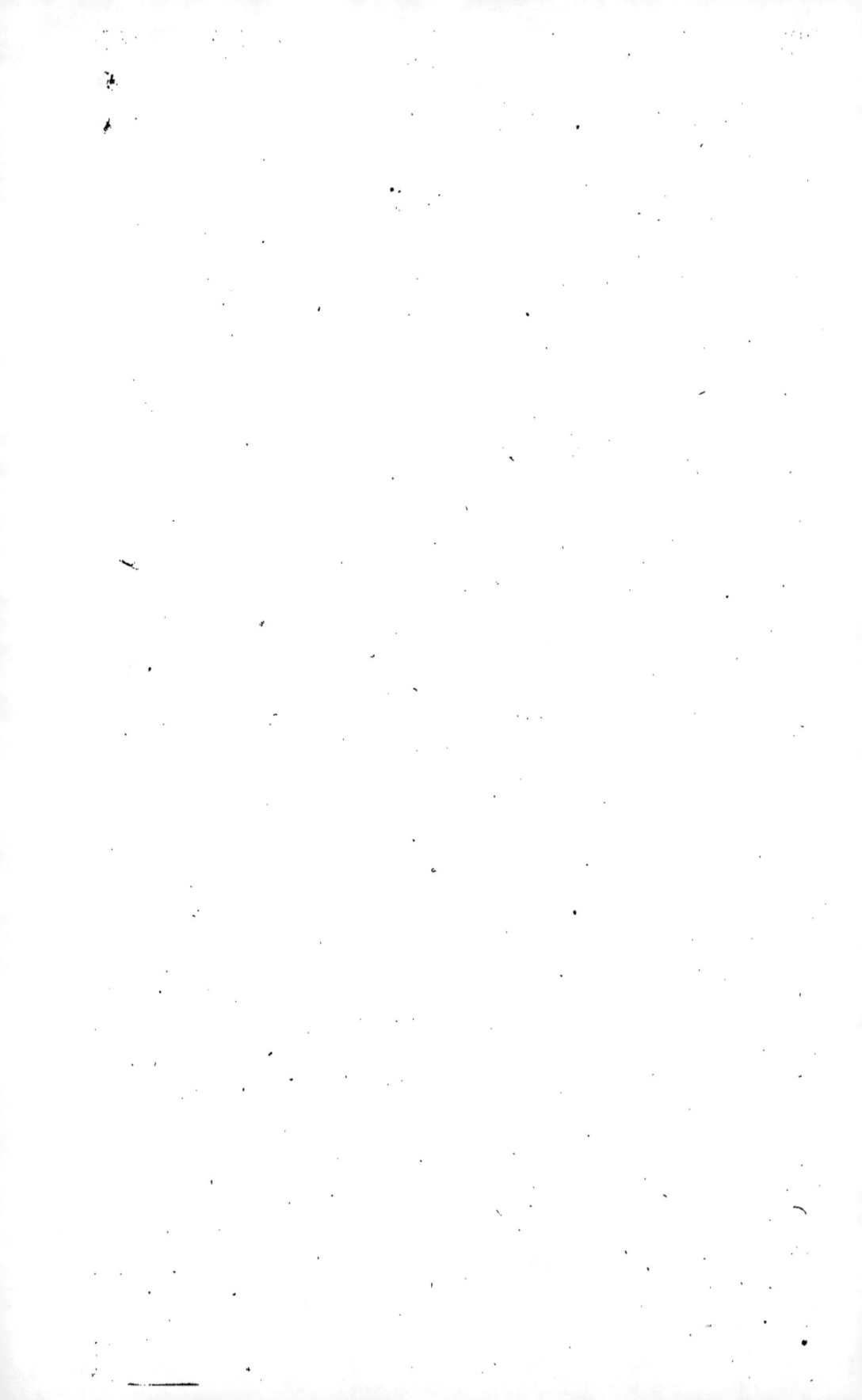

www.ingramcontent.com/pod-product-compliance
Lightning Source LLC
Chambersburg PA
CBHW060537210326
41519CB00014B/3243